好きなものを我慢しない
持続可能な健康ダイエット

玄米ゆる断食

荻野芳隆
Ogino Yoshitaka

PHP研究所

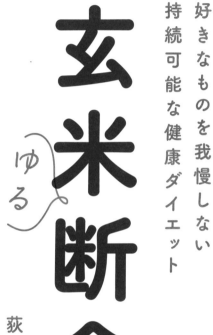

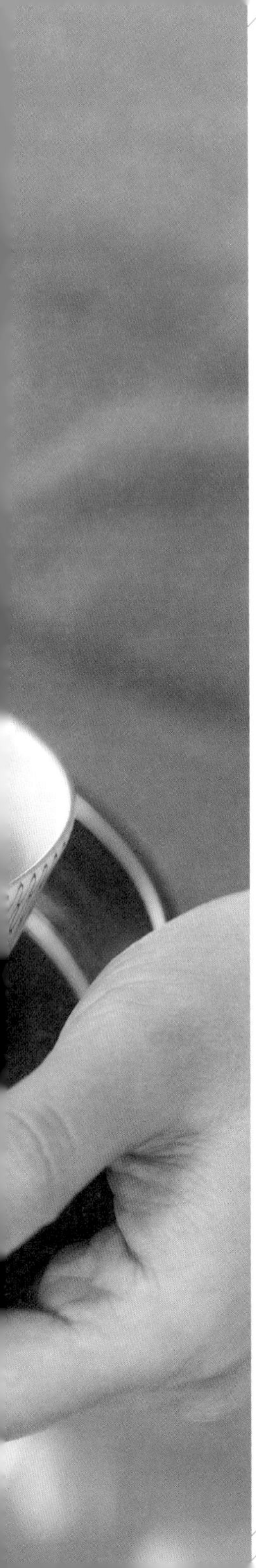

1日1食、主食を玄米にするだけ！

今、ふたたび注目されている断食。

ただ、食を断つ断食はルールが厳しく、食べられないつらさも伴うためハードルが高く、もとの生活に戻ったら結局一緒です。

そこでおすすめしたいのが、食べることに主眼を置いた「玄米ゆる断食」です。

玄米ゆる断食は、**1日2食にし、そのうちの1食を「玄米ごはん＋シンプルなおかず」の玄米基本食に替える生活スタイル**です。

主食を玄米にすることで、栄養バランスは満点。健康的にスタイルアップできる、これまでにないダイエット法、健康体のキープ法です。

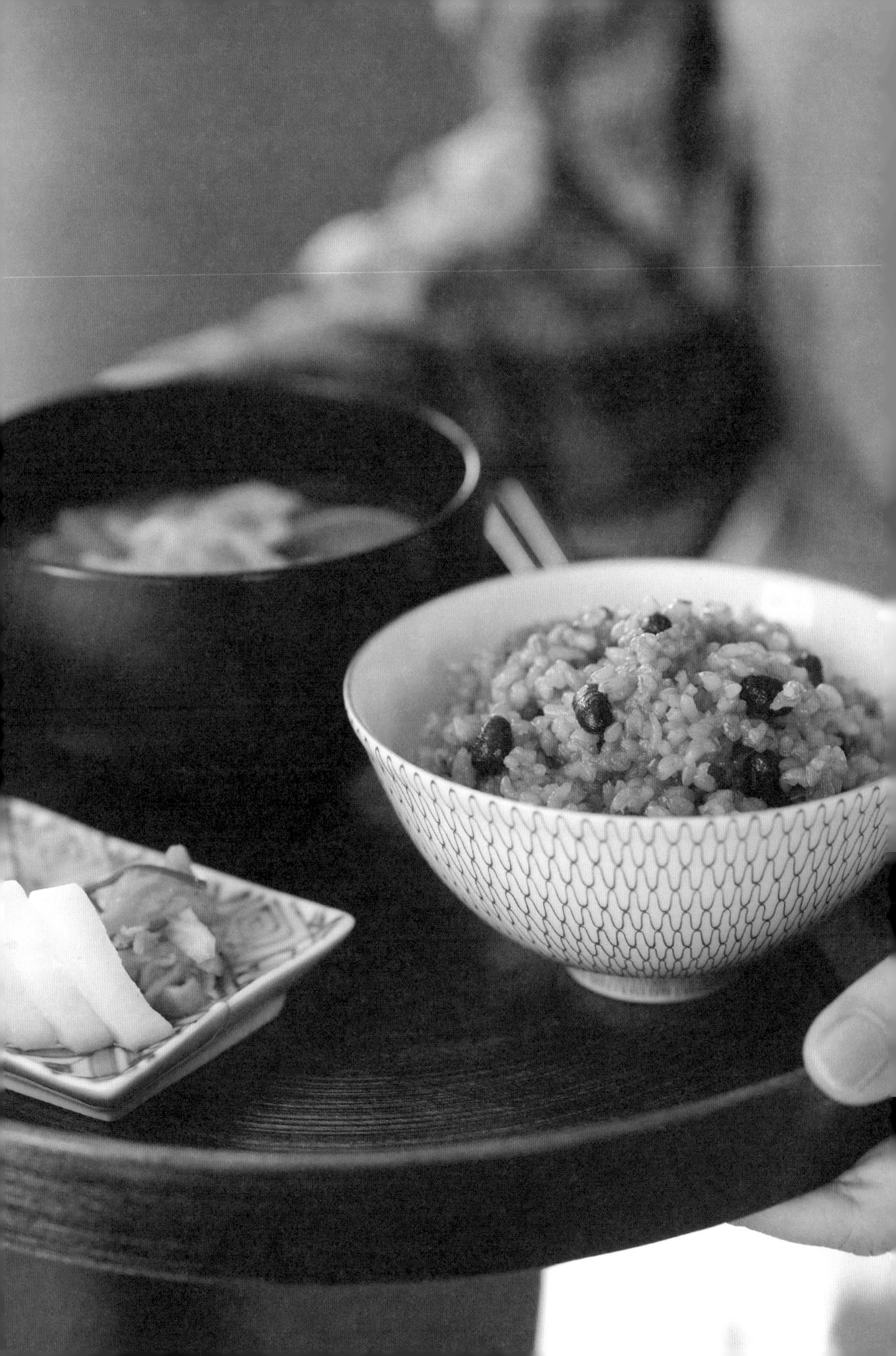

もう1食は好きなものを食べてOK！

［ 玄米ゆる断食4つのルール ］

RULE 1
1日2食にする
……→朝断食

RULE 2
玄米基本食を1日1食
……→飽食の断食

RULE 3
快楽食を1日1食
……→ごほうび食

RULE 4
飲み物は水かお茶
……→砂糖・添加物の断食

玄米ゆる断食のメリットは、楽しい美味しい食事を我慢しなくていいこと。**1食を玄米にすれば、あと1食は揚げ物でも焼き肉でも、好きなものを食べてかまいません。もちろんスイーツやお酒もOK！**

左のスケジュールを参考に、**カラダの健康をつくる基本食をベースに、心の健康をつくる快楽食をうまく配分するのがコツ**。友達とのランチや飲み会をあきらめる必要はありません。

飲み物は、水かカフェインレス、ノンカテキンのお茶、ノンシュガー、無添加の飲料が基本です。

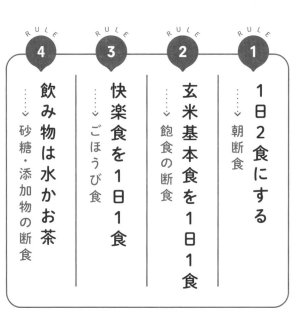

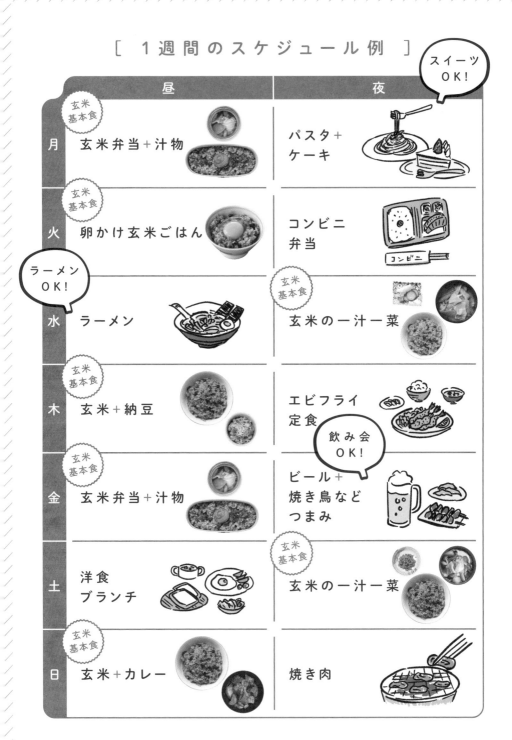

[1週間のスケジュール例]

	昼	夜
月	玄米基本食 玄米弁当＋汁物 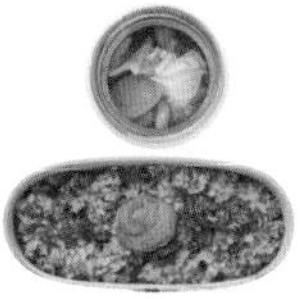	スイーツOK! パスタ＋ケーキ 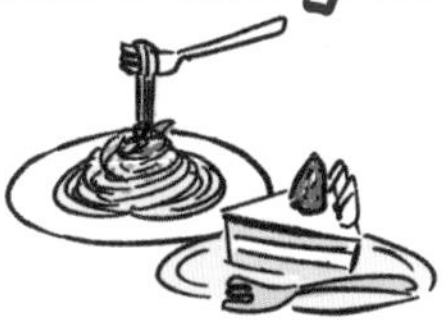
火	玄米基本食 卵かけ玄米ごはん 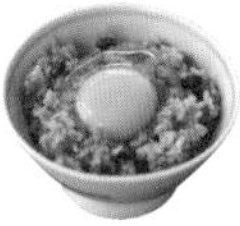	コンビニ弁当 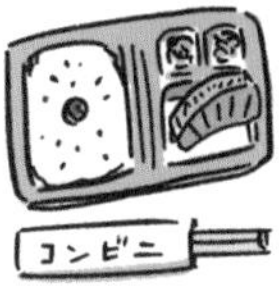
水	ラーメンOK! ラーメン 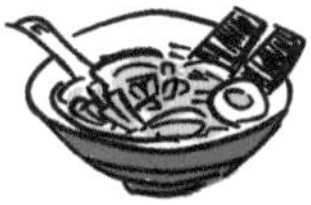	玄米基本食 玄米の一汁一菜 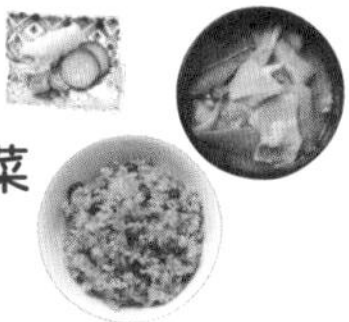
木	玄米基本食 玄米＋納豆 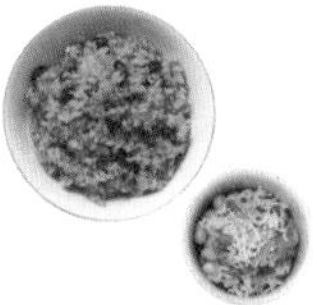	エビフライ定食 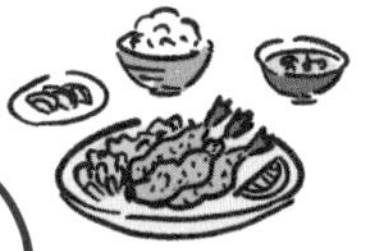
金	玄米基本食 玄米弁当＋汁物 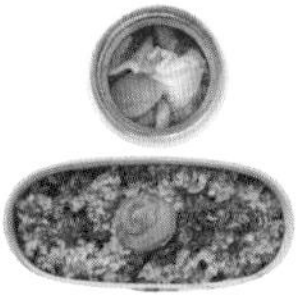	飲み会OK! ビール＋焼き鳥などつまみ 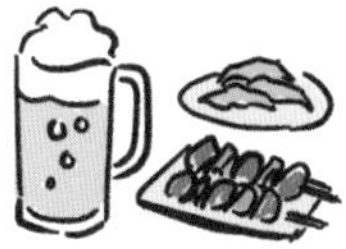
土	洋食ブランチ 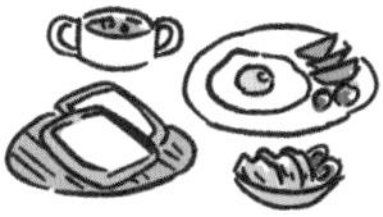	玄米基本食 玄米の一汁一菜 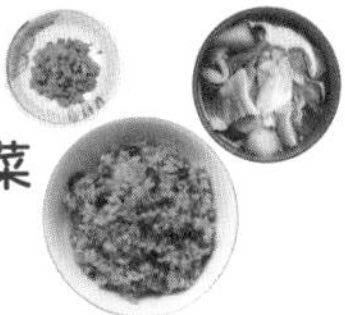
日	玄米基本食 玄米＋カレー 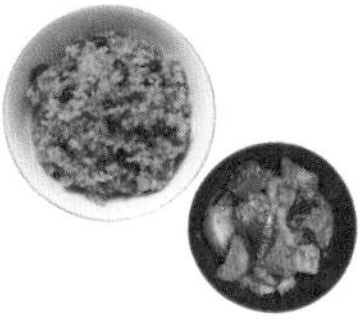	焼き肉 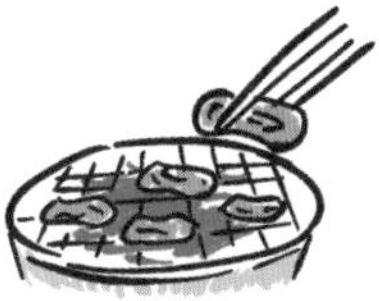

健康やダイエットの秘訣はシンプル
考えなくていいから続けられる

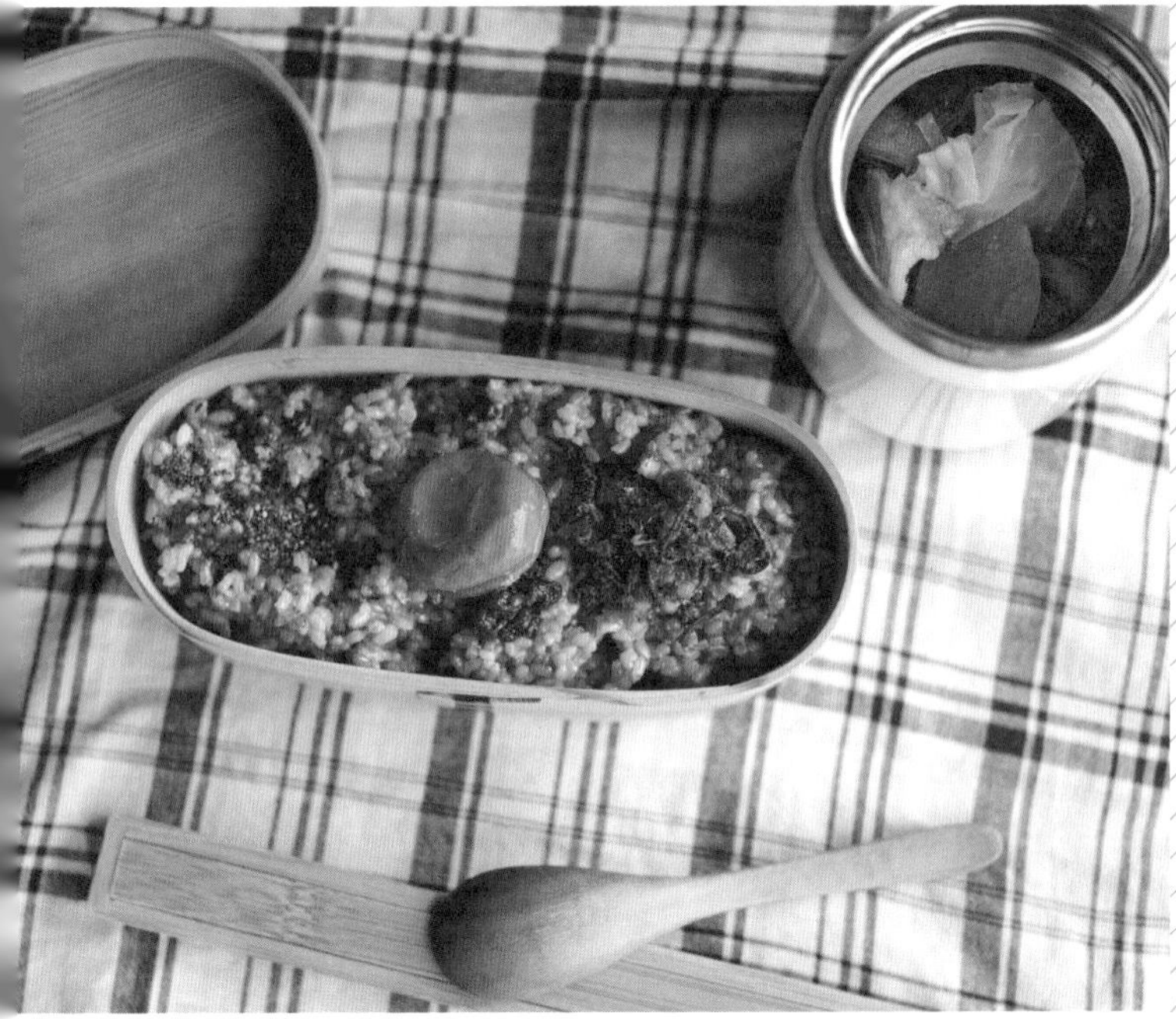

玄米ゆる断食のもう1つの利点は、食べるものがシンプルでわかりやすいこと。**1日に玄米を茶碗に1杯。そしておかずの量が玄米ごはんの量を超えないこと**、守るルールはこの2点です。

週1、2回まとめて玄米を炊いて保存しておくだけ。副菜や汁物も作り置きすればOK。忙しい人、自炊が苦手な人は納豆ごはんやTKG、コンビニで買ったおかずやインスタント味噌汁で十分!

頭を悩ませなくていいから、ルーティンになりやすい。だから続けられるのです。

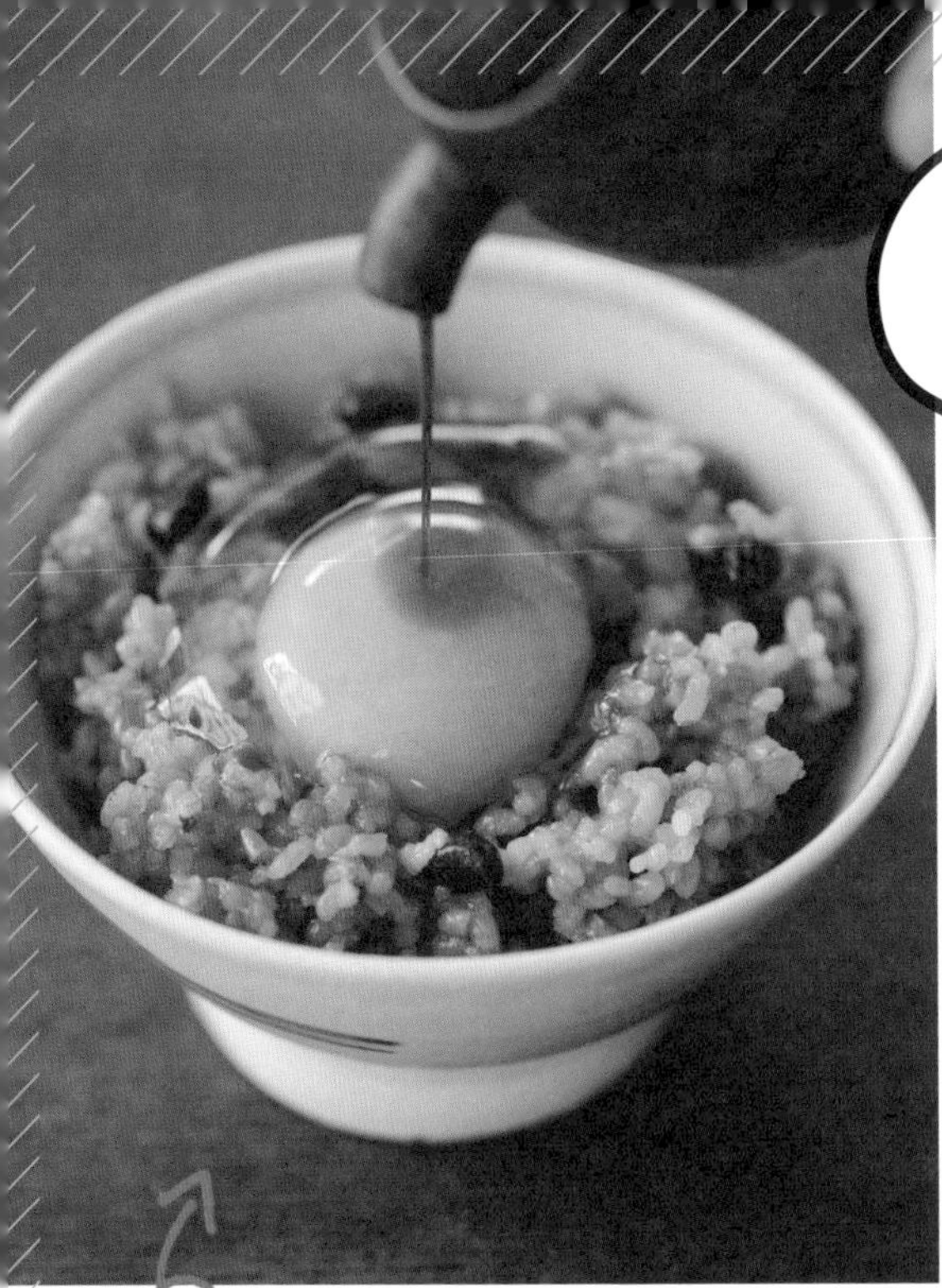

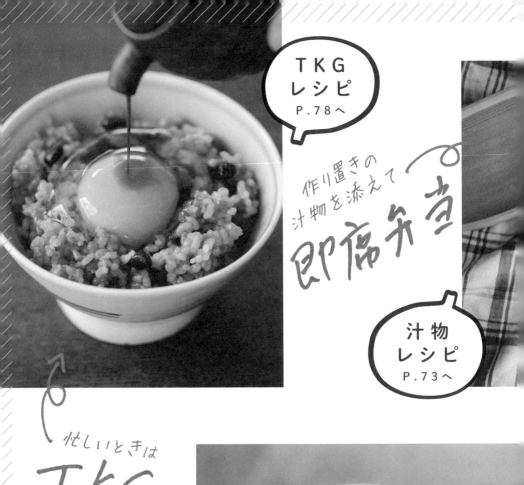

TKG
レシピ
P.78へ

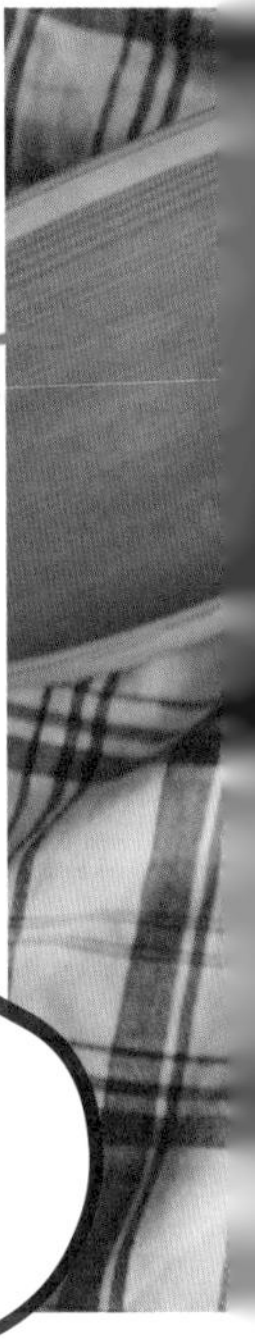

作り置きの
汁物を添えて
即席弁当

汁物
レシピ
P.73へ

忙しいときは
TKG

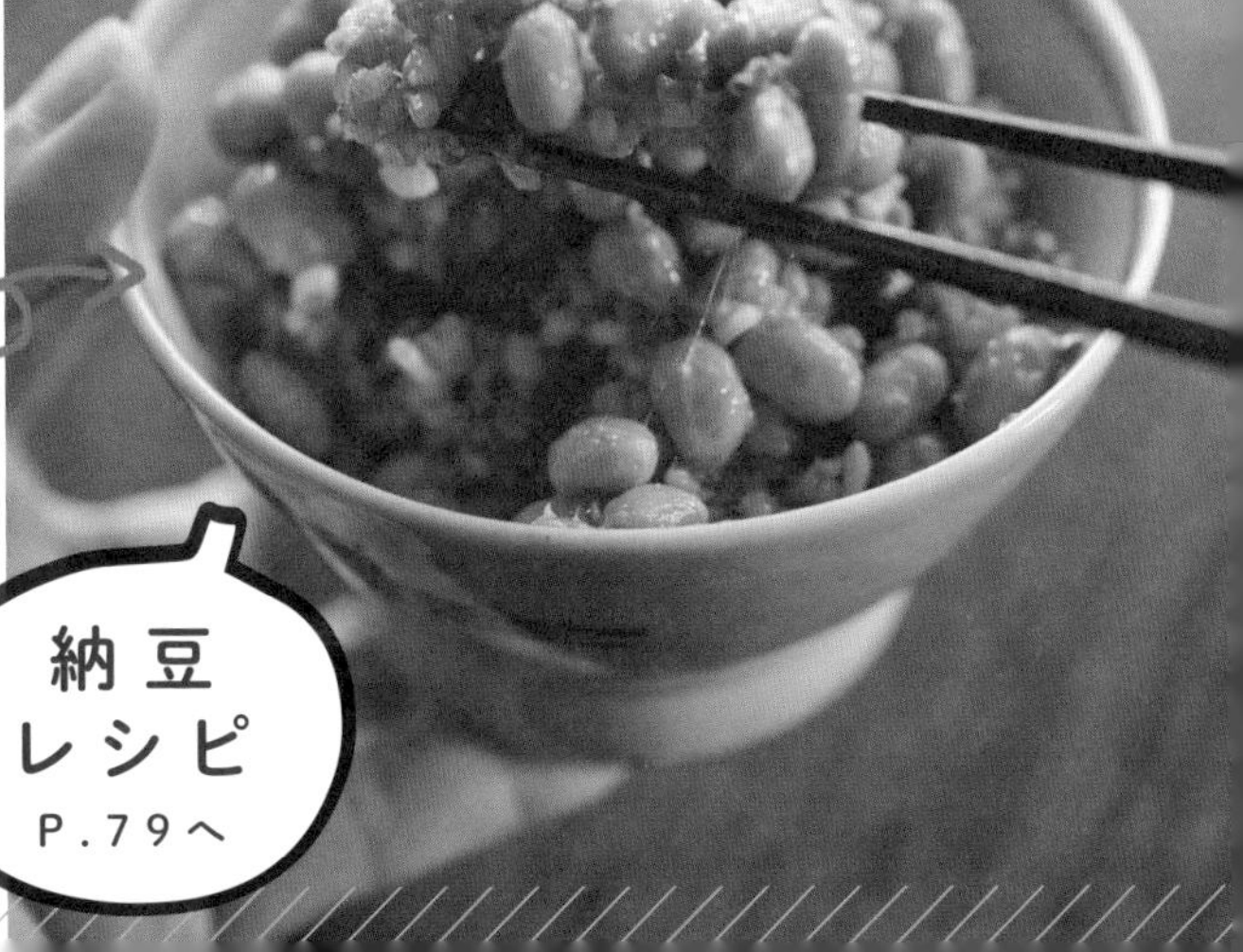

自炊が苦手なら
納豆

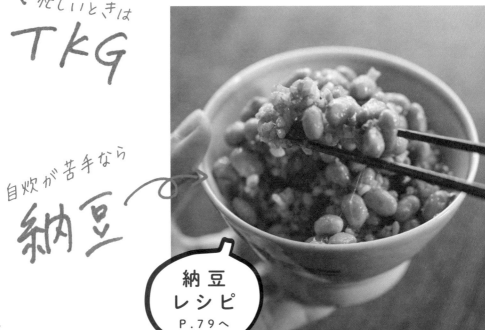

納豆
レシピ
P.79へ

玄米はスーパーフード
主食にすればダイエットと健康が叶う

玄米は、日本が世界一の長寿国になり得た食事の主食であり、日本人にもっとも適したバランスフード。**三大栄養素である、炭水化物、タンパク質、脂質に加え、消化・代謝に欠かせないビタミン、ミネラル、食物繊維といった副栄養素までふんだんに含まれているため、完全食と呼ばれます。**

しかし、玄米はまわりに皮やぬかがあって硬いため、この100年くらいの間に一気にごはんは白米へと変わりました。甘くてやわらかい白米ですが、まわりの皮やぬかに含まれる豊富な副栄養素を削ってしまっています。この副栄養素が現代の食事には大幅に不足しているため、食べたものを消化・代謝・排泄できずに脂肪や老廃物がたまり、肥満や生活習慣病の原因となっています。

一生続けられる玄米食のライフスタイルを自分らしく取り入れれば、あとは無理せず、ストレスなく、美味しく楽しく、ダイエットも健康も思うがままなのです。

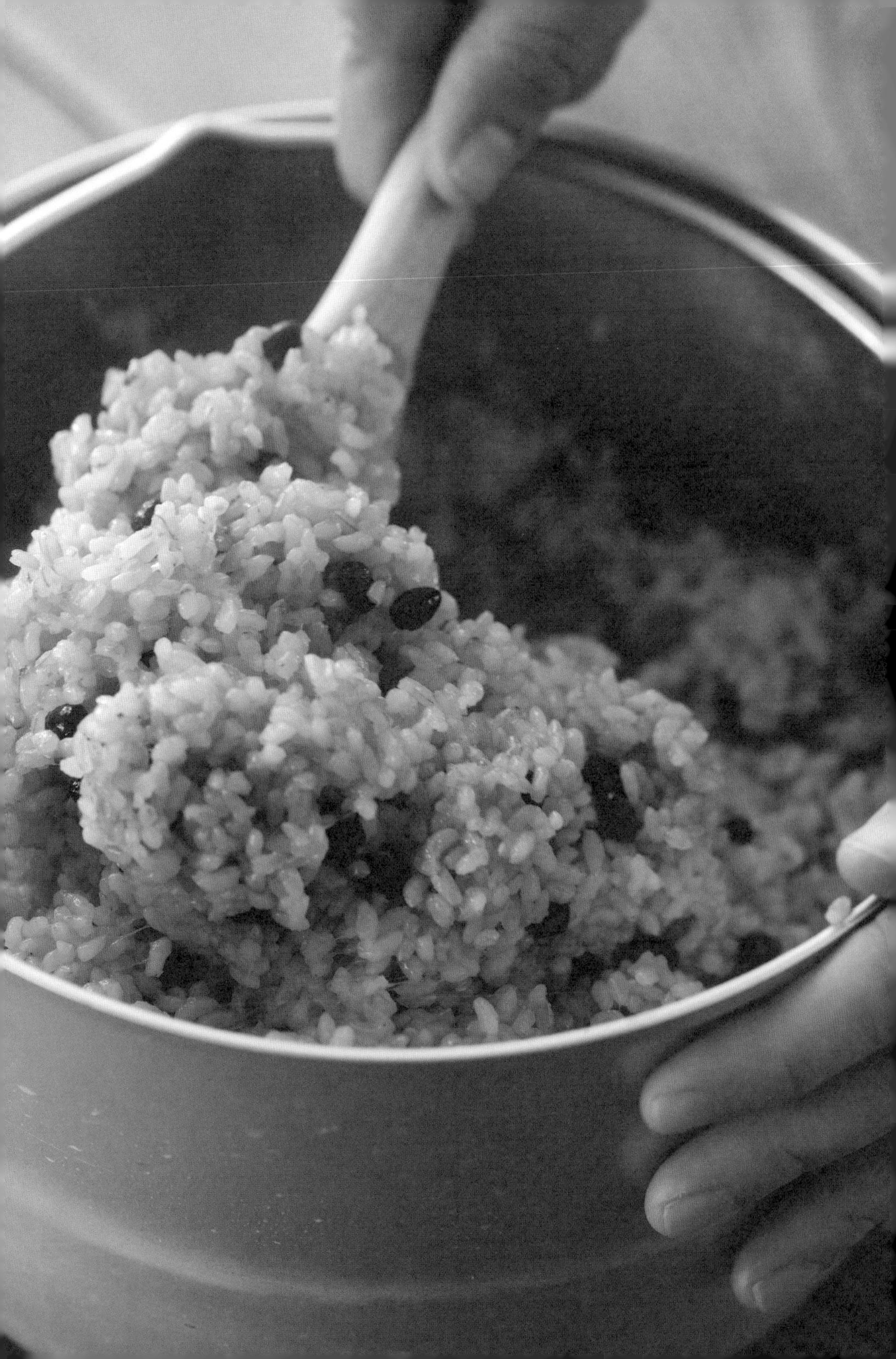

はじめに

「やせたい、きれいになりたい、健康でいたい、けど美味しいものが食べたい」

現代のほとんどの人が抱えるジレンマではないでしょうか。

健康や美容、アンチエイジングは気になる。でもだからといって、美味しいものやお酒を好きなだけ楽しめる今の生活をやめることは絶対無理！

情報があふれ、何を信じたらよいのかわからない、というのも大きな問題です。

「これをすれば健康になる！」「やせる！」と聞いて一生懸命やってみても、結果が出ない、続かない。

「カロリーがダメ」と言われて肉を控えたら、次には「糖質がＮＧ。肉はＯＫ」ということになる。

今まで信じてやってきたことは何だったの？という話になりますよね。

このように、情報に振り回され、結局やせもしなければ健康にもなれない、それどころか体調を悪化させている、という人が多いのではないでしょうか。

本書では、そうした悪循環を断ち切り、「旨いものを食べたいし、病気にもなりたくない」という２つの目的を叶えるライフスタイルを提案します。

好きなものを我慢したり、食べたくないものを無理に食べたり、きついトレーニングを続けるなどのストレスはまったくありません。

1日2食のうち1食を、玄米を中心としたシンプルな食事に替えるだけ。あとの1食は好きなものを食べていいので、食への欲を思う存分満足させられます。

100％健康にいい食事を毎回とらなくていい。1日単位、1週間単位でみて、7～8割くらいの点数をとれていれば十分、という考え方です。いわば、一発勝負のトーナメントでなく、プロ野球のように1年間のペナントレースで優勝するイメージ。連敗しても連勝して取り返せばいいのです。

そうすることで、我慢や面倒などのストレスもなく、好きな呑み食いも十分楽しみながら、一生続けられる健康的なライフスタイルが身につきます。これが〝健康の根っこ〟をつくるということです。

情報に踊らされて「これは食べてOK」「これはNG」といちいち考えるのではなく、自分で食べるもの、量を判断し、体調や体型をコントロールできるようになります。自分の食、健康、人生のハンドルを、自分で握ることができるのです。

そんな一生続けられるライフスタイルの秘訣をお伝えしていきます。

玄米ゆる断食　目次

第1章 玄米ゆる断食がなぜいいの？

第2章 さあ玄米ゆる断食をはじめよう

第3章 玄米ゆる断食 実践レシピ

第4章 「七号食」10日間チャレンジ

第1章

玄米ゆる断食がなぜいいの？

一過性の断食は意味がない！

ダイエットや健康、美容のために、断食やファスティングが流行っているようです。数日間から1週間程度、水や野菜ジュース、酵素ドリンクなどで過ごすというもので、やせる、肌がきれいになる、精神的にもよい効果があると注目されています。

実際、やってみると効果は出るし、よいことだと思います。ただし、問題はそれが**イベント的に単発で行われるので、断食が終わるといつもの生活に戻ってしまう**ということです。それでは根本的なダイエットや不調の改善にはなりません。よくないライフスタイルを送ってマイナスになり、断食でリセットしてゼロにするということなので、永遠にプラスにはなりませんね。高いお金をかけたり、つらい思いをしたりして効果が出たのにまた戻ってしまったら悲しいですよね。

つまり、**本当に大切なことは、断食やファスティングが必要ない、太らず病気にならないライフスタイルを確立すること**であり、そのために断食のよい要素を日常的に取り入れることなのです。

好きな呑み食いを我慢しなくても自然にやせる

砂糖や脂肪分たっぷりのデザートや肉、アルコールなど、カラダに悪いといわれるものがなぜ旨く感じられるのか。実はこれは生物の本能に根ざしていて、食べると幸福ホルモンと呼ばれるドーパミンやセロトニンが脳内で放出されるから。食べると幸福感が増したりいい気分になったりするわけです。だから、美味しい、もっと食べたい、また食べたいと思うのです。

ただし、これらの食べ物は中毒性があり、食べ過ぎると健康リスクになります。とはいえ、我慢すると今度はストレスがたまり、それも不健康へとつながります。好きな呑み食いは「心の健康、カラダのリスク」と心得ましょう。

本書で紹介する**「玄米ゆる断食」では、〝食べること〟に主眼を置きます**。本書で提案するスタイルを続けていけば、**食べるものや健康、体型を自分でコントロールできるようになります**。ダイエットを意識することなく、無理のない、ちょうどいい体型、健康体をキープできます。

11 1日1食、玄米基本食にするだけ

玄米ゆる断食のルールは難しいものではありません。これまで日に3度が理想といわれてきた食事を、**1日2食にします**。そのうちの**1食を「玄米基本食」に替え、あとの1食は好きなものを食べる「快楽食」とします**。快楽食は心が喜ぶ食事なので、唐揚げでもスイーツでも、こってりしたラーメンなどカラダに悪いといわれるものでも、我慢せず楽しんでOKです。

ただし、快楽は度が過ぎれば害になります。快楽食もとり過ぎると太ったり、病気のもとになったりする食事であることは理解しておく必要があります。

まず、「玄米基本食とは何か?」から説明しましょう。

玄米基本食とは、自然に則った食事のこと。野生動物に肥満や生活習慣病はありません。人間も、自然に則った食事を普通に食べていれば太ることもなく、生活習慣病を気にしなくても済むはずです。

そして、世界一の長寿国である日本が昔から培ってきた、日本人にもっとも合う

食事が玄米基本食です。いわゆる一汁一菜の質素な献立ですが、玄米を茶碗一杯食べるのがポイントです。

玄米は栄養豊富なパーフェクト食材

白米でなく玄米のわけは後に詳述しますが、栄養素の面からいえば、白米と玄米は比べものになりません。

米とはそもそも稲の果実と種子であり、ビタミンやミネラルなど、これから稲が育って行くための栄養素がすべて詰まっています。しかし白米は精米して（削って）せっかくの栄養素をすべて取り除いてしまっているもの。ほとんど糖質だけなので、食べ過ぎると肥満のもとになります。一方玄米は外側の殻を取り除いただけなので、栄養素をそっくり取り入れることができます。

だから、一汁一菜でも栄養バランスがとれ、1日2食でも、エネルギー不足になることはありません。さらに食欲コントロールができるようになるため、間食が欲しくなることもなくなります。間食をしなければ、太ることもありません。

玄米ゆる断食、ここがすごい！

1日を2食にし、そのうちの1食を玄米基本食にする。この玄米ゆる断食の生活を続けて行くと、どんなことが起こるのでしょうか。

ここがすごい！1 血糖値が安定する

玄米は食物繊維が豊富で、歯ごたえもあるためよく噛んで食べるようになります。**消化吸収がゆっくり行われるので、血糖値が急激に上がることがなくなります**（↓Ｐ107）。また食物繊維には腸内で、脂質や糖質の吸収を抑える働きもあります。

ＧＩとは食品に含まれる糖質の吸収度合いを示す数値で、この値が高いほど血糖値は急激に上昇します。玄米は低ＧＩ食品で食後血糖値の上昇は緩やかですが、白米や白いパン、麺は高ＧＩ食品。血糖値を急激に上げてしまい、糖尿病のリスクになります。

ここがすごい！
2

ダイエットになる

とった栄養素がきちんと代謝され、エネルギーとなって使われます。過度な脂肪や糖質を欲しがることもなくなり、結果的にやせていきます（↓P108）。内臓脂肪型の人はまずお腹の脂肪がすぐに落ちます。皮下脂肪型の人は多少時間がかかりますが、あごや首、脚、お尻などがスッキリしてきます。その人に合った自然な体型になるので、やせすぎていた人は、少し肉がついて健康的になるでしょう。

ここがすごい！
3

免疫力アップ

玄米ゆる断食にはデトックス効果があるので、**体内に毒素をため込むこともなくなり、腸内環境がよくなります**。また、食事から取り込んだ栄養素が正しく働いて、細胞が元気になります。血の巡りがよくなってカラダが温まり、体温も高くなります。これらの総合的な効果として、免疫力がアップします。

ここがすごい！4

美肌になる

玄米ゆる断食を続けたことによる変化として、美肌になったという人も多いようです。玄米を食べていると腸内環境が整って血の巡りもよくなるので、全身の細胞に必要な栄養素や水分が行き渡ります。代謝がよくなり、老廃物の排出も促されます。とくに「ターンオーバー」といわれる新陳代謝、つまり**細胞の生まれ変わりが促進されるので、つるつる、すべすべの肌に変わっていきます**。

ここがすごい！5

血圧が下がる

血圧や血糖値などの数値が悪くなるのは、快楽食を食べ過ぎた結果。玄米ゆる断食のライフスタイルでは、快楽食をとり過ぎることはなくなります。また**多少害のあるものをとっても、きちんとデトックスされます**。血液がサラサラになり、血圧も正常に近づいていき、動脈硬化などのリスクも低下していきます。

ここがすごい！
6

その他の効果

肩こりや腰痛、目の疲れ、頭痛、冷え症、肌の荒れなど、現代人はどこかしらに不調を抱えているものです。玄米ゆる断食のライフスタイルを続けていると、こうした悩みがいつの間にか嘘のように消えていきます。

といっても、玄米が薬のようにそれぞれに効くわけではありません。食生活を変えることで、**本来カラダがもっている、免疫力や回復力が働きやすい状態になり、結果として今挙げたような嬉しい効果が得られるのです**。

ここまでくれば、好きなものを食べても呑んでも、太らずに健康をコントロールできるようになります。コントロールするというのは、**カラダの発信するSOSに気づきやすくなり、食べ物の内容や量などで調節できるということ**。具体的には、ちょっと食べ過ぎて体重がオーバーしても、1週間もあればもとに戻せる、風邪をひいても悪化させず、翌週には仕事などに復帰できる、などです。

これが、本当の健康ということです。

ダイエットのよくある思い込みを変えることからはじめよう

玄米ゆる断食をはじめる前に、世の中であたり前のようにいわれている健康やダイエットにまつわる常識を検証してみましょう。

ウソ？ホント？

カロリーが低ければ太らない？

カロリーをとり過ぎると太る。これが、ダイエットの常識とされています。例えば、あまり動かない生活をしている成人男性（30代）の1日の必要エネルギーは2250キロカロリー程度。食事でそれ以上とっていれば、日々の余剰エネルギーの分だけ、脂肪として蓄積されるというのがその理屈です。

でも、本当でしょうか？

データからみても、カロリーとダイエットは無関係であることが明らかです。

日本人の摂取カロリーは戦後から経済成長とともに増加しましたが、肥満が社会問題となり、1980年頃をピークに減少。現在は戦後とほぼ同じ水準の1900キロカロリー程度まで落ちています。太るのがカロリーのせいなら、肥満者は少なくなっているはずですね。ところが、現実には肥満者の数は増えるいっぽうです。

これはカロリーという基準がいかにあてにならないかを示しています。

では、なぜ太ってしまうのか？ それにはカロリーや量ではなく、何を食べるか、そしてそれを代謝できるかどうかがカギを握っています。**代謝とは、「食べたものを消化・分解して取り入れた栄養素を生命活動に利用し不要なものを体外に排泄する」という、人間のカラダに本来備わっているメカニズムです。**

代謝が正しくできれば、太らず健康でいられます。そのためには、炭水化物、タンパク質、脂質のバランス、そして、ビタミン、ミネラル、食物繊維の副栄養素が豊富に必要なのです。カロリーを気にするよりもこの副栄養素を意識してとることのほうがずっと重要です。

また、代謝とはダイエットだけの問題ではありません。**必要な栄養素がきちんととり入れられ、排泄がうまくいっているか否かは、免疫力、見た目の若さ、美しさにも当然関係してくるのです。**

ウソ？ホント？

糖質制限でやせる？

今、ダイエット法としてブームとなっている糖質制限。肥満ホルモンといわれるインシュリンの分泌を抑え、脂肪が体内にため込まれるのを防ぐしくみです。これはもともと糖尿病患者が医師の指導のもと行う治療食だったもの。糖尿病以外の人が、知識なく行うべきではないことも、念頭に置く必要があります。

たしかに砂糖のとり過ぎは血糖値を急激に上げ、情緒不安定や、血管・細胞の老化などを招きます。ただ、このダイエット法にひそむワナは、**主食である米や麦などの穀物も「糖質」として悪者扱いされている点です。**

カラダに備わっている代謝機能が正しく働くためには、穀物6、野菜3、肉（魚や卵、乳製品）1の組み合わせでとるのが一番効率的です。代謝に必要不可欠な栄養素をとり入れることができるためです。

この6：3：1のバランスが理にかなっていることは、私たちのカラダの構造から一目瞭然です。

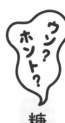

その第一の証拠が歯です。歯は、動物が食べるべきものにあわせて発達しますから、肉食動物なら犬歯が多くなり、草食動物なら門歯とたくさんの臼歯を持ちます。**肉も草も穀物も食べる雑食の人間の歯は、穀物をすりつぶす臼歯は62・5％、野菜を噛み切る門歯が25％、肉を噛みちぎる犬歯が12・5％の割合となっています**。猿からヒトへと歩んできた長い歴史の中で、穀物を食べ進化を遂げてきたことがおわかりでしょう。

第二に、食べ物を消化するための「消化酵素」の種類です。人間は雑食なので、肉や野菜、それぞれの消化に適した複数の消化酵素が体内で分泌されます。その中でも、**穀物やいも類などの炭水化物を消化するための「アミラーゼ」という酵素の活性がもっとも高くなっています**。

つまり、人間は穀物を食べるようにできている。**穀物を中心とした食事が、自然に則った食事ということになります**。

糖質制限はたしかに体重は落としやすいですが、体調不良や便秘など不健康になる人が多いのはこのためです。

ウソ？ホント？

朝食抜きはカラダに悪い？

現代は1日3食が常識とされています。しかしこの習慣は人類の長い歴史からみて、食べ物に困らなくなったごく最近につくられたものです。

また、自然の摂理で考えてみても、野生の動物にとっては、飢えた状態が普通。ヒトも飢餓には強いけれども、満腹が続くことには慣れていません。

現代では夕食の時間が遅くなっているため、睡眠中も胃腸は消化・代謝を行っています。朝起きてすぐ朝食を食べると、**夕食の消化や代謝が終わらないうちに、次の食べ物が体内に入ってくることになり、消化を受け持つ胃腸、解毒を司る肝臓・膵臓が疲労してしまうのです**。

人間は働きづめで休まなければ疲れて病気になってしまいます。それと同様、消化器にも休む時間が必要です。理想は、1日のうち10時間、できれば12時間、口にものを入れない時間をつくること。

その間、**内臓は働かなくて済み、新陳代謝や、組織の修復などに力を入れること**

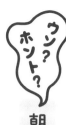

ができます。全身の細胞の修復が進み、本来の機能を取り戻すのです。

そこで、胃腸を休める時間をとるために朝食を抜くことをおすすめします。夕食が夜遅く、午後10時ぐらいになってしまったとしても、次の昼食の12時までに14時間あけることができます。

朝食を抜くと力が出ない、脳に血液が回らないなどという人もいます。しかし現代の飽食で事務作業の多い世の中ではエネルギー不足になることはありません。むしろ食べ過ぎです。ただし、成長期の子どもについては別。朝食をしっかり食べるようにしてください。

また、午前中は排泄の時間、午後は補給の時間、夜中は修復の時間といわれます。**睡眠中は「若返りのホルモン」とも呼ばれる成長ホルモンが分泌され、細胞の新陳代謝が進みます**。こうして体中から集められた老廃物が、午前中に排出されます。

腸に排泄の仕事に専念してもらうためにも、朝は食べないほうが合理的です。眠っていた胃腸を目覚めさせる意味で、白湯もしくは常温の水をグラス1杯飲みましょう。

健康ダイエットを成功させる食事は「割合」と「質」

ここまでみてきて、いかに食事に関しての間違った〝常識〟が蔓延しているかがおわかりかと思います。ではいよいよ、カラダにとって本当に正しい食事について、お伝えしていきましょう。

太るか太らないかのカギを握るのが、我々のカラダに備わった「代謝」という機能です。代謝がきちんと行われれば、適正な体型を保てるだけでなく、必要な栄養素が必要な部分に利用されます。きれいでサラサラな血液が体内を巡り、肌はツヤツヤ、免疫力も上がるので、風邪をひきにくくなり、不調にも悩まされなくなります。

そして、代謝が正常に働くかどうかの決め手となるのが、食べるものの「割合」と「質」です。割合についてはすでにご説明したように、穀物：野菜：肉（魚や卵、乳製品）＝6：3：1が最適なバランスです。我々の歯の構造や、消化酵素の質からいっても理にかなっていることもお伝えしてきました。

代謝を左右する栄養素とは

次に重要な「質」とは、高品質、オーガニックなどのことではなく、栄養素のことです。栄養素といえば、三大栄養素といわれる、炭水化物、脂質、タンパク質、を思い浮かべるかもしれません。しかし、この3つが関わってくるのは食べる「割合」の話で、**消化・代謝を左右するのは、副栄養素であるビタミン、ミネラル、食物繊維と酵素や菌なのです**。

これらの副栄養素は、なんとカロリーとは関係ないのです。同じカロリーや量でも、ビタミン、ミネラル、食物繊維、酵素や菌などがたっぷり含まれている食事と、そうでない食事では雲泥の差があります。

前者では代謝がうまく行われるので、脂肪や老廃物は蓄積せず、食べたものがしっかりと栄養として吸収され、残りは排出されます。後者では消化・代謝が十分に行われず、脂肪や老廃物がカラダに蓄積されます。

よって、これらの栄養素がたっぷり含まれた食事をとることが大切なのです。

「割合」と「質」で燃えやすいカラダをつくる

覚えておくべきなのは、**三大栄養素である炭水化物、タンパク質、脂質の「割合」と、副栄養素であるビタミン、ミネラル、食物繊維の「質」を満たした食事をすることにより、脂肪や老廃物をためない健康ダイエットが成功するということです**。量やカロリーは関係ないのです。また、砂糖や肉、アルコールなどを多くとるほど、その消化・代謝に副栄養素がたくさん使われてしまいます。

ビタミン、ミネラル、食物繊維、酵素がたくさん含まれている食材は、**野菜やいも類、海藻、きのこ、発酵食品、そして玄米です**。そして質が高い食事とは、**全体のうち半分ぐらいがこれらの食材で構成されている食事のことです**。

穀物6：野菜3：肉1という「割合」と、副栄養素を多く含む「質」を満たす食事を基本食と呼びます。わかりやすくするために、食事をマッチ棒に例えて説明してみましょう。マッチの軸の部分は、食事の「割合」によって決まります。穀物6：野菜3：肉1という割合の食事が、もっとも燃えやすい燃料をつくります。頭の部分は着火剤となります。これは「質」によってつくられます。

「割合」と「質」のどちらも揃っていれば、マッチは完全燃焼して、あとには何も残りません。この状態が「健康」ということです。脂肪や老廃物がたまらず、体温が高く、免疫力と代謝力が高い、カラダの機能が十分に働いている状態です。

しかし、「割合」と「質」のどちらかでも不足すると、不完全燃焼になってしまいます。「割合」がよくないと、木が燃えにくくなり、「質」が悪いと、火力が小さくなります。代謝がうまくいかないので、肥満、口臭・体臭、便秘、肌荒れなどのトラブルが起こるようになり、生活習慣病を招きやすくなります。

[割合と質で燃えやすいカラダに]

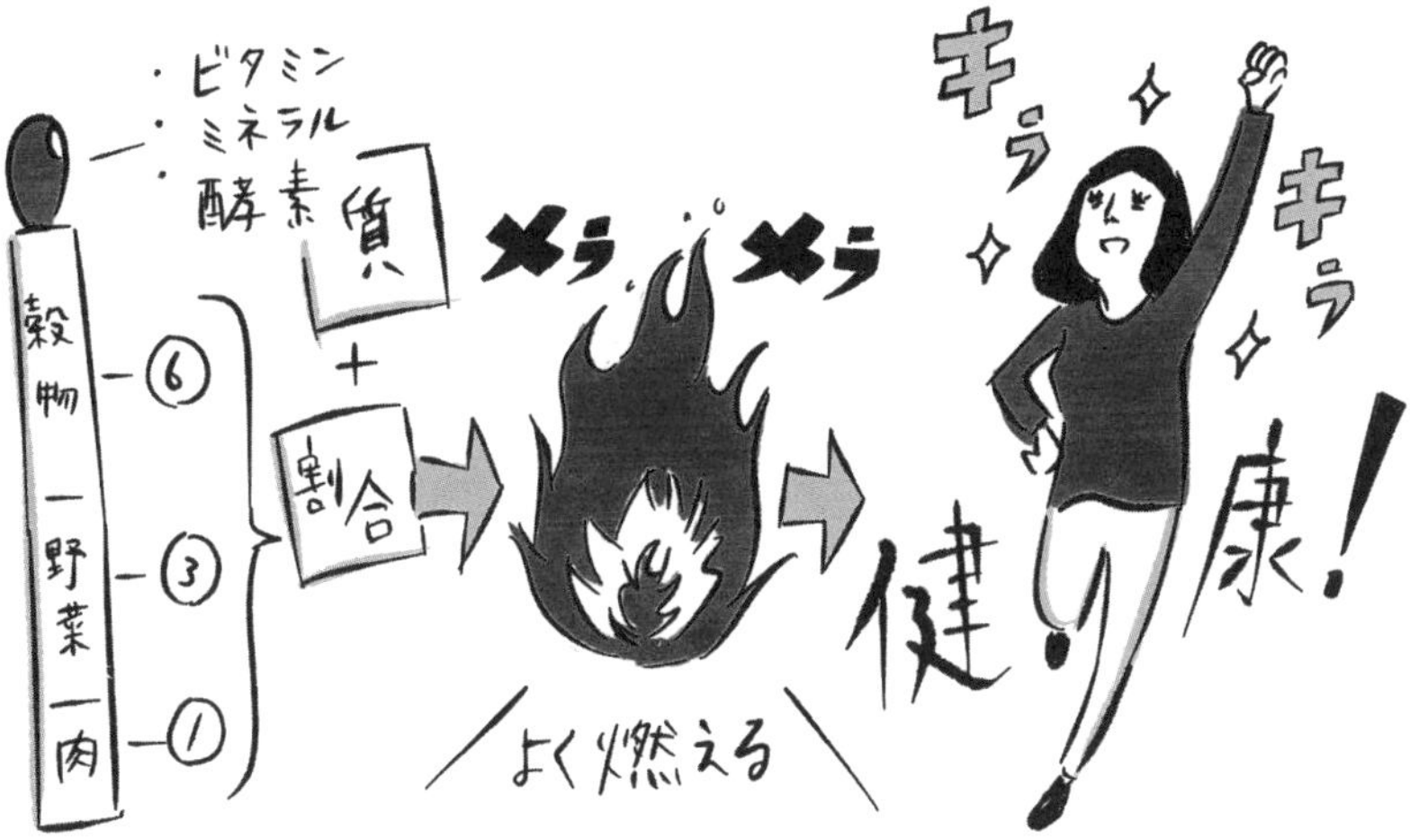

玄米ほど合理的で効率のよい食材はない

よく燃えるマッチ棒のような、代謝のよいカラダができてくれば、旨いものを食っても呑んでも、一生太ることはありません。

そのカラダのもととなるのが、食べ物の「割合」と「質」。両方を満たす食事である基本食をとるのは難しいと思われるかもしれません。ですが、安心してください！　1つで「割合」と「質」、双方を兼ね備えている食材があるのです。

それが「玄米」です。玄米を食事全体の5〜6割食べるようにしていれば、それだけで「割合」と「質」をクリアできてしまうのです。

テレビでもインターネットでも、健康についての情報があふれている現代。玄米や雑穀がカラダにいいらしいと、すでに食べている人もいるでしょう。でも、玄米がどういったもので、どんな効果があるかをきちんと理解している人は少ないのではないでしょうか。本書が玄米を中心とした「玄米ゆる断食」をおすすめしている理由とあわせて、考えていきましょう。

玄米がパーフェクトフードである理由

そもそも玄米とは、精米していないお米のこと。田んぼで収穫された稲に実っている「籾《もみ》」を脱穀して、籾殻を取り除いた部分です。

白米に水をあげても芽は出ませんが、**玄米に水をあげると芽を出し、稲が育ち、また実をつけます。1粒の玄米から1000粒の玄米ができるといわれています。玄米にはそれくらいの生命力、パワー、栄養素がすべて詰まっています。**とくに内側の種子を守るための皮やぬかには食物繊維やビタミン、ミネラルが豊富。これらは食べ物の「質」を決める副栄養素でしたね。だからこそ玄米は「割合」と「質」を兼ね備えたパーフェクト食材なのです。白米は、わざわざこの大事な栄養素をすべて削ってしまった糖質のみの存在です。粕（カス）という漢字は白米と書きます。白米がいかにもったいない食べ物か！もうおわかりでしょう。

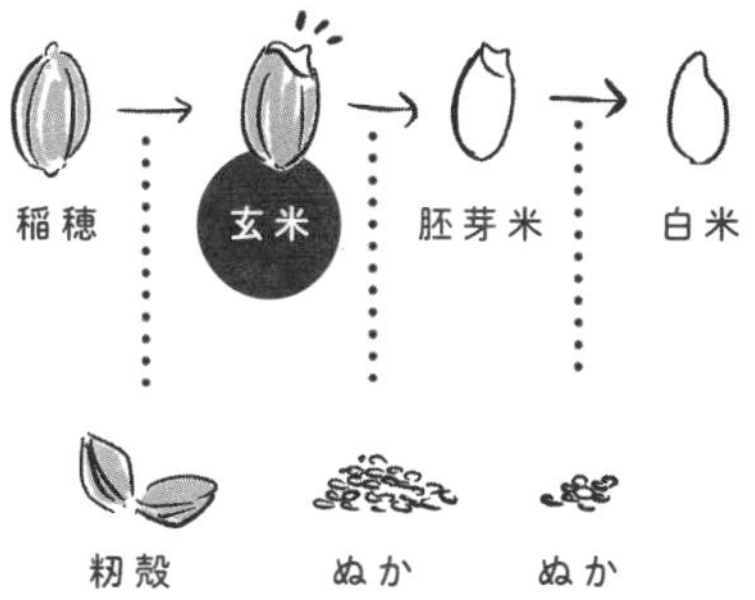

玄米の栄養量

（精白米を100としたとき）参考／七訂食品分析表

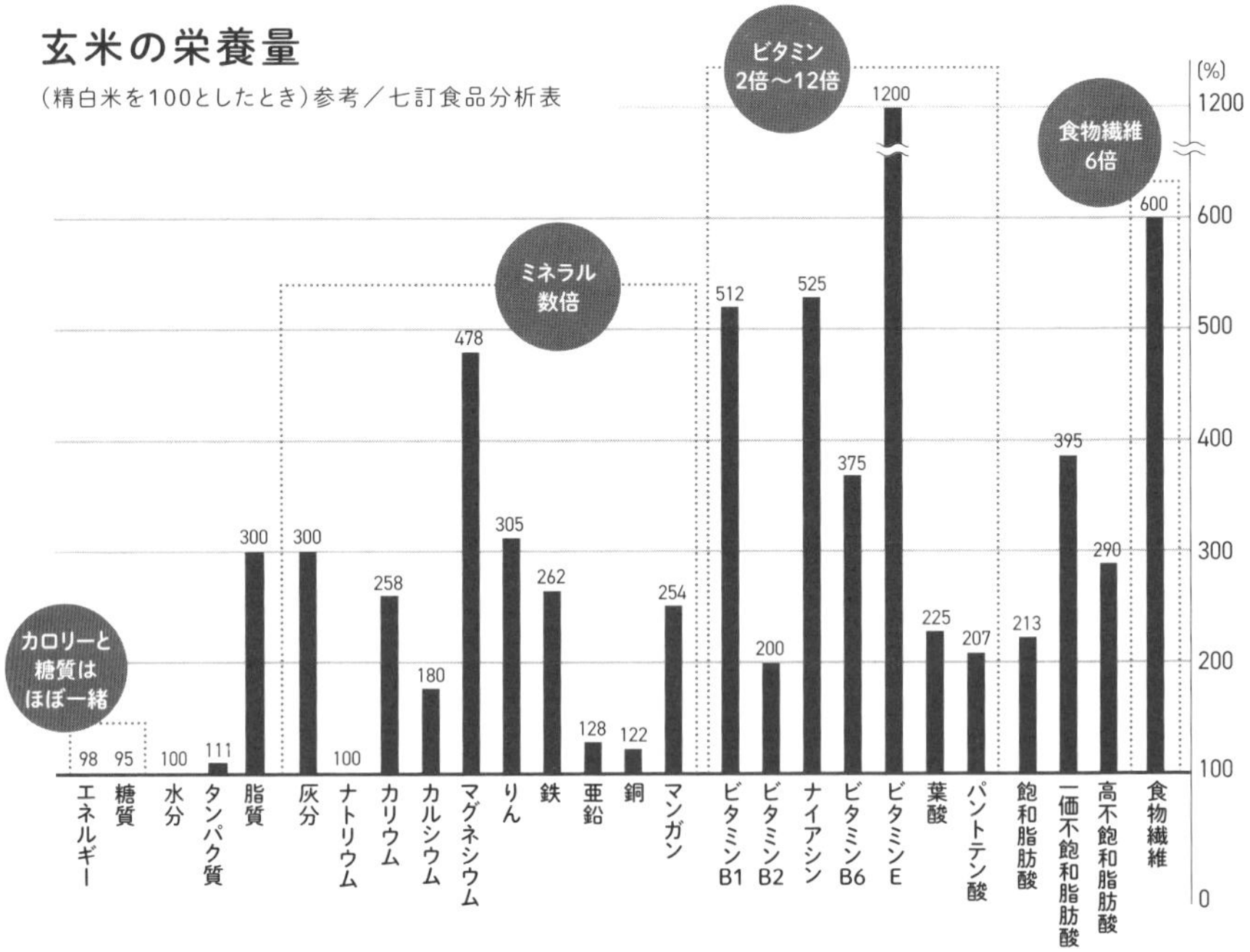

現代では悪者扱いされている糖質ですが、人間の歴史を考えてみると、1万年、少なくみても数千年は米や雑穀を主食としていました。糖質が主食にもかかわらず、当時の人は現代人より健康で、肥満も生活習慣病の人もほとんどいませんでした。

つまり問題なのは、**糖質ではなく、まわりの栄養素を削って捨ててしまったことなのです**。現代は栄養素を削って真っ白になった白米や、小麦でつくるパン、麺が主食なので、必要な「質」を満たすには健康的な野菜、キノコ、海藻のおかずが必要です。その点**玄米は何も考えなくとも簡単に「割合」と「質」をクリアしてしまえる**から、白米より合理的だし、ラクなのです。

糖分や肉への欲求が減り、気持ちも穏やかに

玄米のすごいところは、外見だけでなく、内面にも影響を及ぼすことです。**玄米を食べるようになると、味覚が変わり、こってりした肉の脂や砂糖をそれほど欲しがらなくなります**。玄米の成分「γ-オリザノール」が脳の中枢に作用し、食欲を抑えることを解明した研究結果もあります。腹もちもよいため、間食をあまりしなくなります。

また、気持ちも安定します。これは血糖値の上下と感情が密接に関わっているからです。糖質、とくに精製された白砂糖をとり過ぎると血糖値は急上昇します。するとインシュリンがどっと出て、今度は必要以上に血糖値を下げてしまうのです。低血糖はいき過ぎると命に関わるので、興奮ホルモンであるアドレナリンを放出し、活力を出そうとします。これが、イライラしたり、情緒不安定になる理由です。

玄米は食物繊維が豊富なので、血糖値の上昇が緩やかです。よって気持ちも穏やかになります。

玄米基本食と快楽食のメリハリ食習慣で一生太らない

ここまで読んで「そんなに玄米がすごいなら、玄米だけ食べていればいいんじゃない?」と思ったかもしれません。たしかに、それができればいうことはありません。ただ、**毎日のように旨いものを食ったり呑んだりしている我々が、玄米だけの生活に満足できるでしょうか。「つまらないな」と感じたり、ストレスを抱くならば、それは本末転倒です**。

食事とは、家族や友達と楽しい時間を分かち合い幸せを感じるもの。いくら質のよい食事でも、ストレスを感じながら食べればそれは決して、健康に役立つことはないでしょう。

そこで、本書で提案しているのが、玄米を中心とした「玄米基本食」と「快楽食」からなるメリハリのある食生活です。すべてを玄米基本食にすれば100点ですが、それだと心が疲れてしまうから、80点取ればいい、と考えるのです。

ハメをはずし過ぎても、基本食で調整できる

快楽食は心を喜ばせるごほうび。肉や酒、ジャンクフード、脂ギトギトのラーメンやスイーツも「たまに楽しむ快楽食」というふうに捉えて、思い切り楽しみます。私自身、旨いものや酒が大好きで、2軒、3軒……とハシゴして呑むこともあります。でも「たまに」だからOK。また「さすがにやり過ぎた」と思えば、玄米基本食で調整します。

玄米を中心とした食生活に変えると、やり過ぎたことがカラダの調子ですぐわかるようになります。体重が数キロ増える、口内炎やニキビができる、風邪のような症状が出るなどです。これは「やり過ぎだぞ」というカラダからの忠告。そうしたらすぐに、玄米基本食の割合を増やすだけで、1週間程度でもとに戻ります。

このように、**針がちょっと不健康なほうにふれてしまっても、自分で軌道修正して健康に戻す、といったことを積み重ねていけば、太ることもなく、深刻な病にかかるリスクも低くなります。**

column

1

よく噛むだけでも出る！健康・ダイエット効果

ものを食べるとき、ぜひ大事にしてほしいのが「よく噛む」という意識です。

今は昔に比べて全体的にやわらかい食べ物が増えているので、ほとんど噛む必要がなく、飲み込むように食べている人が多いと思います。

しかし、噛むことには、たくさんの大切な役割があります。細かくすりつぶされて消化しやすくなるので、胃腸の負担を減らせるということが一つ。また噛めば噛むほど唾液の分泌が促されます。唾液は消化液の働きをするほか、食べ物に含まれる菌などを殺す作用もあります。

よく噛んで時間をかけて食べることで、食べ過ぎや血糖値の急上昇を防ぐことができます。よく噛んでいると疲れることからもわかるように、噛むことが一種の運動なので、代謝がよくなる作用も。つまり、よく噛むように心がけるだけでも、健康やダイエットに役立つわけです。

回数の目安は、ひと口最低でも30回。できれば50回を目指してください。100回ならパーフェクトです！

第2章

さあ玄米ゆる断食をはじめよう

玄米ゆる断食の基本ルール

RULE 1

1日2食にする

朝断食

RULE 2

玄米基本食を1日1食

飽食の断食

RULE 3

快楽食を1日1食

ごほうび食

RULE 4

飲み物は水かお茶

砂糖・添加物の断食

+αでやるといいこと

・ひと口最低でも30回噛む
・よく歩く
・毎日湯船につかる
・夜0時には寝る
・タバコはやめられるならやめてみる

玄米ゆる断食の基本ルール

RULE 1

1日2食にする

［昼・夜の2食にして胃腸を休ませる］

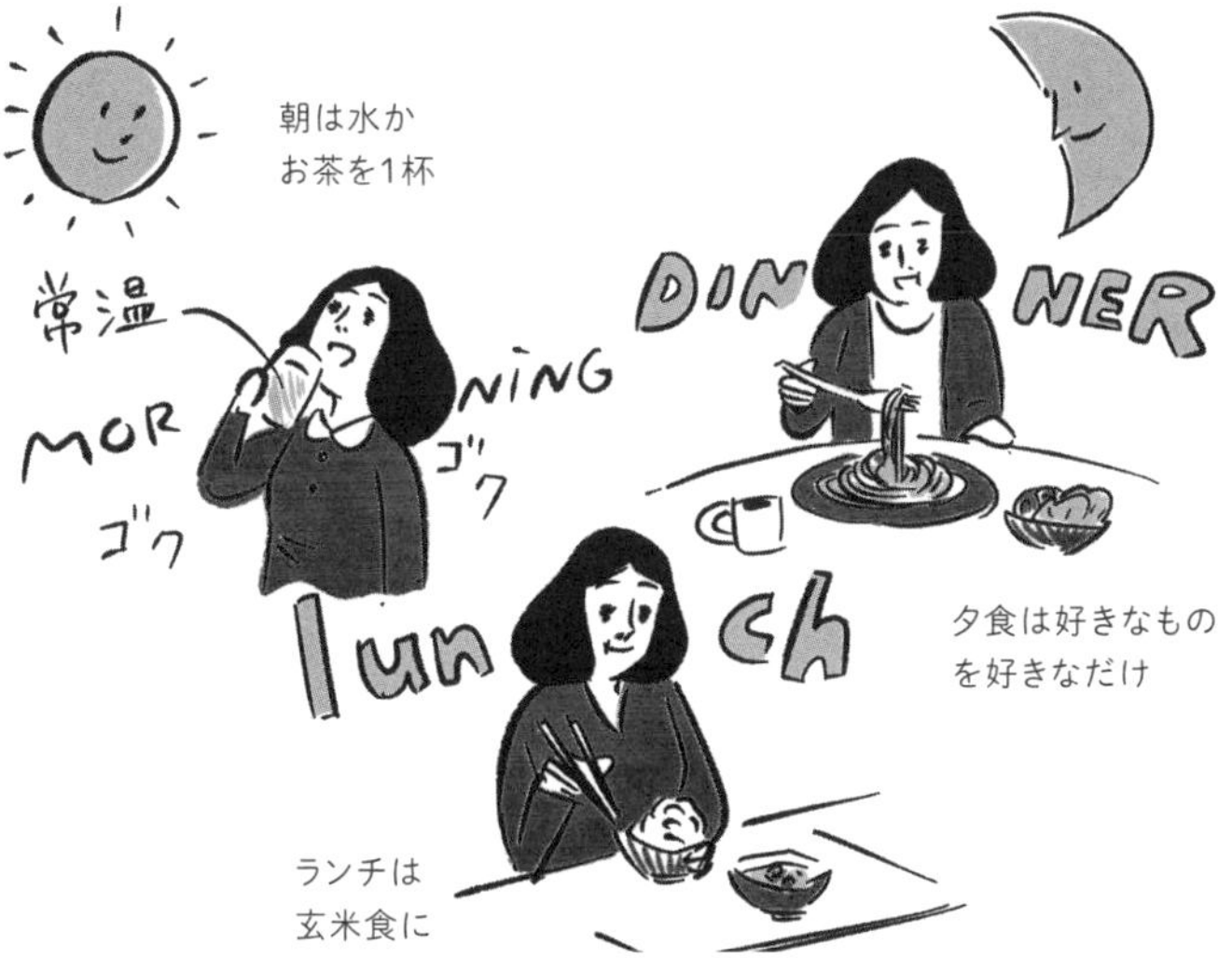
朝は水か
お茶を1杯
常温
MORNING
ゴク
ゴク
DINNER
lunch
夕食は好きなもの
を好きなだけ
ランチは
玄米食に

玄米ゆる断食では、**胃腸を休ませる時間を大切にします。1日のうち、最低でも10時間、できれば12時間は何も食べない時間をつくります。**

そのためにおすすめするのが、朝食を食べない、1日2食の生活スタイルです。午前中は老廃物の排泄が活発になる時間帯。食べ物を詰め込むよりは、そこに集中したほうがよいでしょう。

眠っていた胃腸を刺激して活発にするために、グラス1杯の白湯もしくは水を飲みましょう。

RULE 2

玄米基本食を1日1食

茶碗に1杯（約180g）の玄米と、汁物、おひたしのようなちょっとしたおかずの「一汁一菜」を「玄米基本食」とします。このような献立であれば、代謝しやすい食材の割合、穀物6：野菜3：肉1（↓P28）と質（↓P33）を十分にクリアできます。

必ず献立にしなければならないというわけではありません。とくに仕事をしている人が毎日手の込んだ食事をつくるとなると大変です。**極端にいえば、玄米とコンビニの唐揚げでもOKです。玄米と納豆パック、卵かけ玄米ごはん、玄米とふりかけ、などでもかまいません。**というのも、玄米さえ5〜6割程度とれていれば、大切な栄養はそこそこ足りているので、おかずはそれほど気をつかわなくてもいいからです。

手を掛け過ぎて面倒になるぐらいなら、簡単でもいいから、習慣にできるやり方を見つけてください。

［カラダの健康＝玄米基本食］

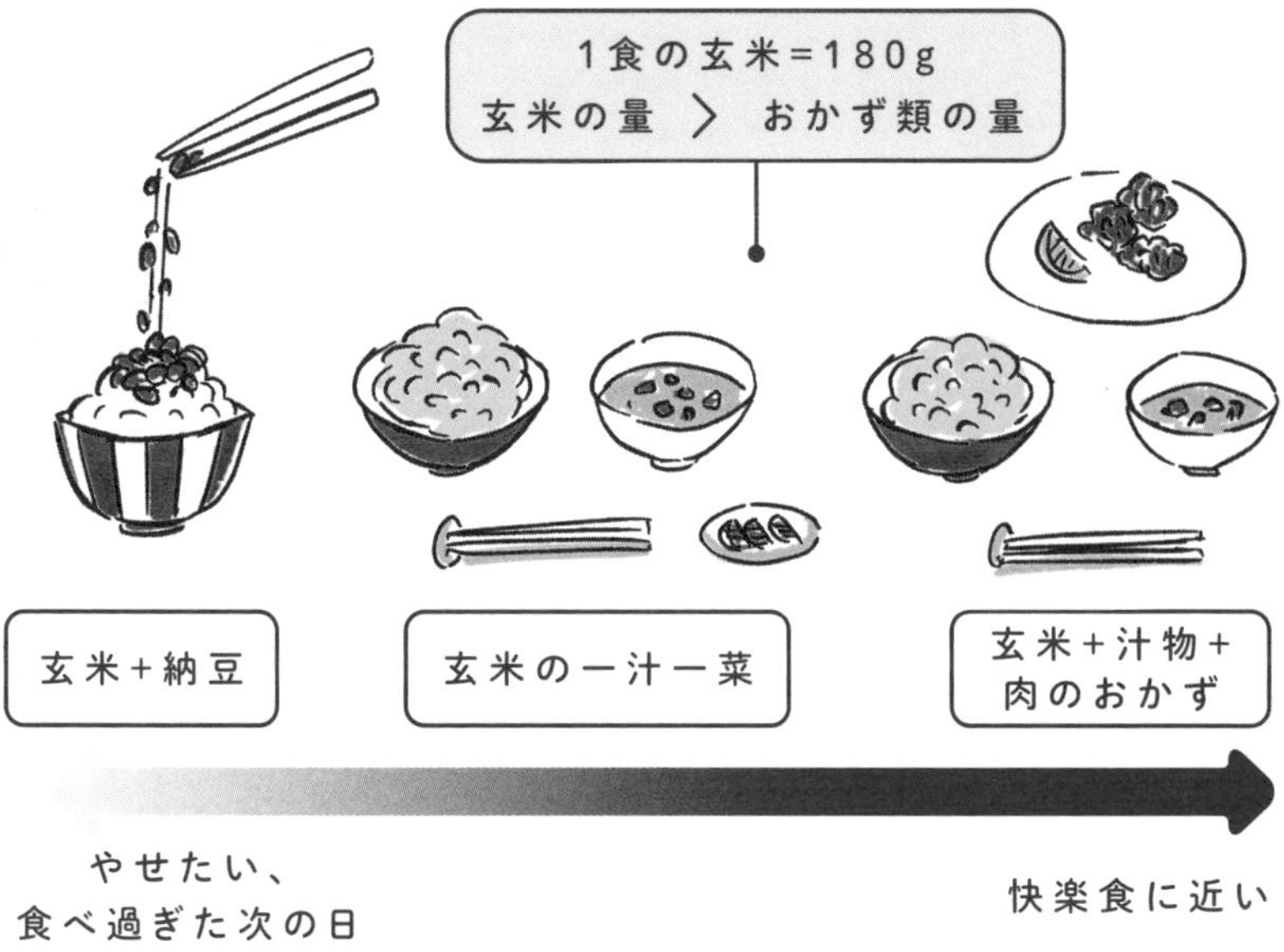

大事なことは、**おかずが玄米の量より多くならないようにすること**です。主役はあくまで玄米で、おかずは、玄米を食べるために添えるものです。

「玄米をこんなに食べられません」と相談してくる人に限ってたくさんのおかずやおやつを食べている、なんてこともあります。玄米基本食あっての快楽食ですから、そこを間違わないようにしてください。

1日2食のうち1食は、こうした玄米基本食にして点を稼ぎましょう。昼でも夜でもかまいませんが、ランチがやりやすいのではないでしょうか？　そうすれば夕食に食の楽しみをとっておけます。「ランチを制する者が健康を制する」です。

玄米ゆる断食の基本ルール

RULE 3

快楽食を1日1食

1日2食のうち1食は玄米基本食、**もう1食は好きなもの、心のごほうびである快楽食**にあてましょう。好きなものを好きなだけ楽しんでください。ただし、毎回暴飲暴食をしてよい、というわけではありません。「毒ほど旨い」といいますが、いくら玄米食を取り入れたライフスタイルでも、スイーツや肉、アルコール、ジャンクフードなどは量や頻度が多過ぎると肥満や病気の原因になる食べ物。しかも、食べれば食べるほどもっと欲しくなる、麻薬のような作用があるからです。

コントロールする目安になるよう、快楽食も3段階で考えます。

「**超快楽食**」は快楽度100%。飲み会のハシゴ、脂ギトギトのラーメン、焼き肉、スイーツ食べ放題など「食べ過ぎたな」「飲み過ぎたな」と感じるぐらいの食事です。翌日のランチは玄米だけ、あるいは食べないぐらいでもOK。胃腸を休ませましょう。

「**ほどほど快楽食**」は、飲み屋なら1軒で済ませる程度。肉のおかずを2品も3品も食べるような食事です。

[心の健康＝快楽食]

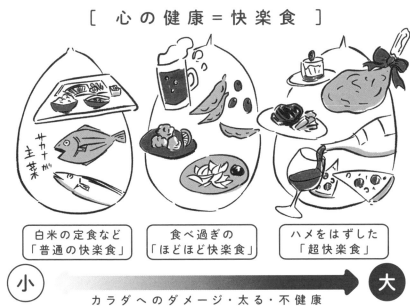

「普通の快楽食」は、**割合と質を満たしてはいないけれど、一般的な1食分の食事**といったところ。ごはんに汁物とおかず3品程度、定食屋の和定食のイメージです。

快楽度が高かった日の翌日は、玄米と汁物のみにするなど、よりシンプルな玄米基本食にして調整します。

お酒はあきらめなくてOK（私も大好きです）。ただしノンシュガー、無添加のものを選ぶようにしましょう。

間食はできればしないこと。どうしても我慢できない場合は、**干しいも、ナッツ、小魚など、砂糖がゼロで血糖値を上げにくく、ビタミン・ミネラルなどの副栄養素が豊富な食材**を選びましょう。

RULE 4

飲み物は水かお茶

基本となる飲み物は水か、麦茶や番茶、ほうじ茶、ハーブティーです。それ以外の緑茶、烏龍茶、紅茶、コーヒーなど、カフェインやタンニン、カテキンが多いものは胃腸に負担をかけたり、神経興奮作用があるので、「快楽食」の一種と考えてください。つまり、あまりガブガブ飲むものではなく、1日1杯程度ということです。砂糖やミルクはナシ。ブラックかストレートが基本です。

ジュースも快楽食の一種ですが、飲むならもちろん果汁100％のものを。濃縮還元ではなく、ストレートを選びましょう。生の果物からつくられたものが理想ですね。人工甘味料でごまかしている、カロリーや糖質ゼロ・オフ系は論外です。

お酒も快楽食ですが、**無添加で良質な商品を選びましょう**。ビールなら麦芽とホップだけのもの。発泡酒、第3のビールは添加物が多いです。日本酒は、米と米麹だけの純米酒。ワインは適正な酸化防止剤は必要だと思いますが、安過ぎるものは大量に入っている可能性があるので、避けたほうが無難です。また、それ以外の添加

[飲み物はしっかり選ぼう]

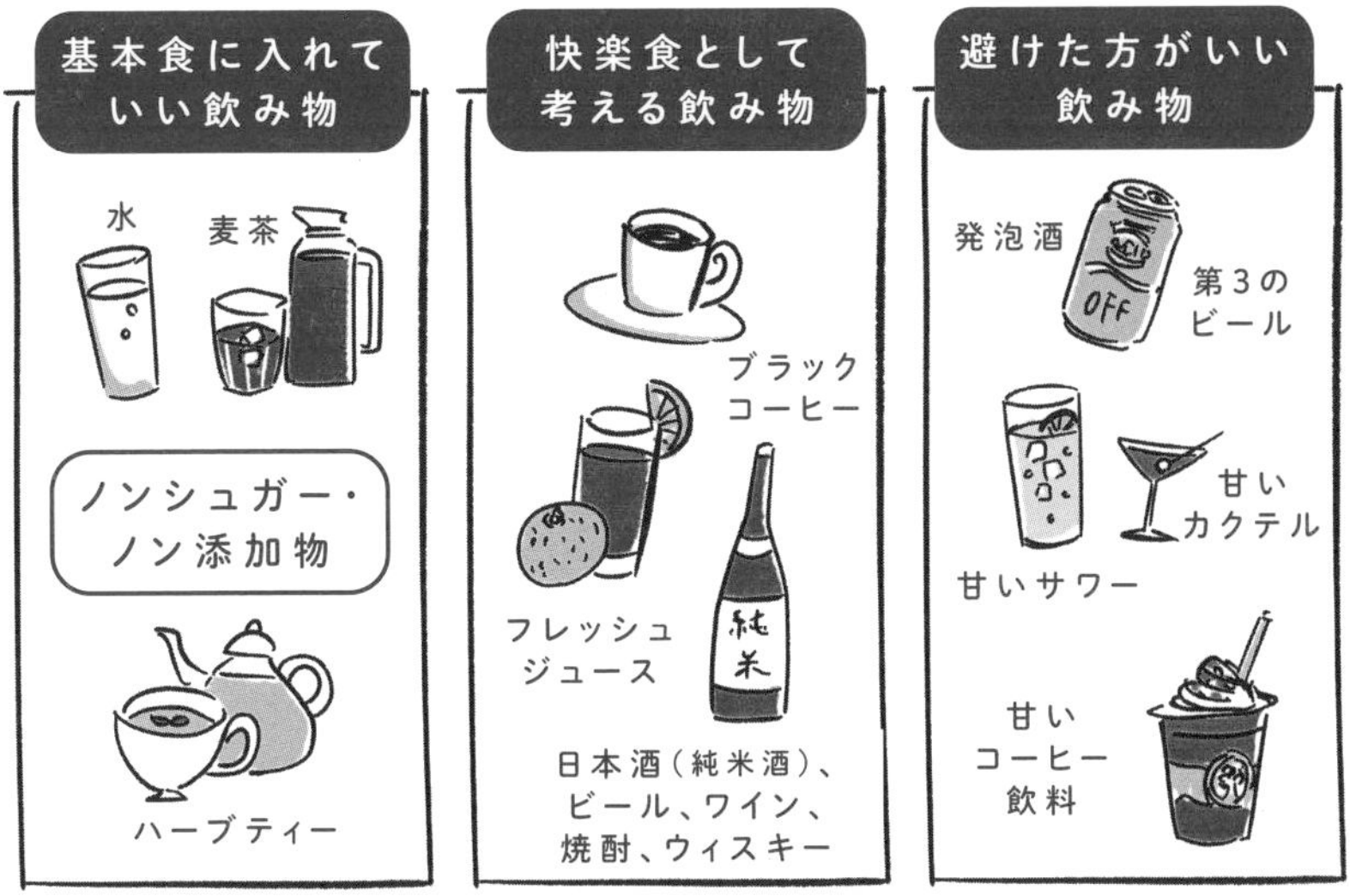
基本食に入れていい飲み物
水
麦茶
ノンシュガー・ノン添加物
ハーブティー
快楽食として考える飲み物
ブラックコーヒー
フレッシュジュース
純米
日本酒（純米酒）、ビール、ワイン、焼酎、ウィスキー
避けた方がいい飲み物
発泡酒
OFF
第3のビール
甘いカクテル
甘いサワー
甘いコーヒー飲料

物が入っていないものを選びましょう。焼酎やウィスキーは蒸留酒なので、添加物が含まれている可能性が低いです。ただし、サワーやカクテルは砂糖だらけなので要注意。梅酒などの果実酒も、びっくりするほど大量の砂糖が入っています。

砂糖が含まれた飲料は避けたほうがよいでしょう。飲み物の糖は吸収されやすく、血糖値を急上昇させる原因になります。空腹時に甘いコーヒーやジュースをガブ飲みするのなんかは自殺行為です。

栄養素が添加されたものやトクホなどの「健康風」飲料も要注意です。余計なものが添加されているとカラダの負担になります。飲みやすくするために、砂糖や人工甘味料が使われていることも多いです。

玄米ゆる断食 実践例

ではいよいよ、玄米ゆる断食をはじめましょう。2食のうち1食を玄米基本食にするだけ、というシンプルさが玄米ゆる断食のメリット。左ページのように、1食を玄米基本食にすれば、もう1食はパスタでも焼き肉でも、好きなものを食べてOKです。もちろんお酒もOK。

昼食と夕食のどちらを玄米基本食にするかですが、どちらでもかまいません。が、昼食のほうがはじめやすいでしょう。とくにお酒を呑む人ならやりやすいと思います。

オフィスに通勤している人ならぜひ玄米基本食の弁当を持っていってください。といっても、かまえなくて大丈夫です。玄米ごはんと、スープジャーに汁物を入れていけばいいだけなので、忙しい朝でも簡単に準備できます。

上司や同僚に外食に誘われたり、寝坊して弁当を準備できなかった、など不測の事態があっても大丈夫。その場合は、夕食を玄米基本食にすればいいだけです。

［ 1週間の実践例 ］

	昼	夜
月	玄米基本食 玄米＋納豆	エビフライ定食
火	コンビニ弁当	玄米基本食 玄米の一汁一菜
水	玄米基本食 玄米弁当＋汁物	パスタ
木	玄米基本食 玄米＋カレー	コンビニ弁当
金	玄米基本食 玄米弁当＋汁物	ワイン＋チーズなどつまみ
土	玄米基本食 卵かけ玄米ごはん	焼き肉
日	洋食ブランチ	玄米基本食 玄米の一汁一菜

昨晩作った汁物をスープジャーに入れて

自炊ができる日に汁物をまとめて作り置き

快楽食が続くから昼はうんと簡単に

週末は好きなもので心の栄養をチャージ

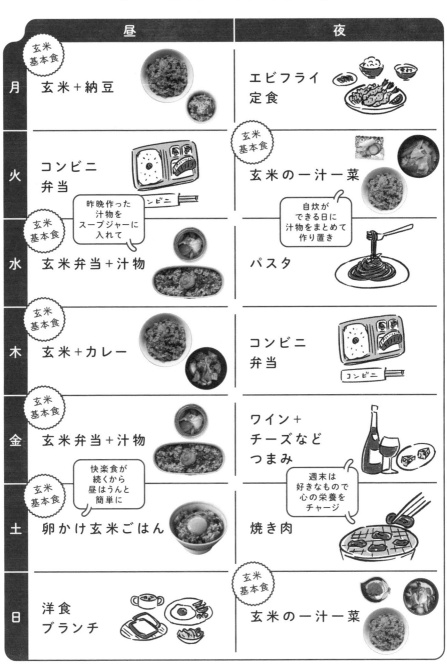

玄米ゆる断食 実践例応用編

忙しくて自炊なんて、という人もいますが、むしろそういう人にこそおすすめ。玄米ごはんだけでも栄養バランスはとれているので、おかずは適当でいいのです。

外食が続く、といった場合でも後から調整すればいいので悩む必要はありません。このように玄米ゆる断食はルールがシンプルで、しかも融通がきくので、続けやすいのです。

忙しくて自炊できないとき

組み合わせるおかずは納豆、卵、コンビニの唐揚げ、インスタントの汁物など何でもOK。玄米ごはんパックを買えば炊く必要もありません。

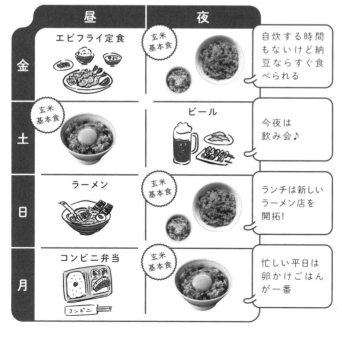

	昼	夜	
金	エビフライ定食	玄米基本食	自炊する時間もないけど納豆ならすぐ食べられる
土	玄米基本食	ビール	今夜は飲み会♪
日	ラーメン	玄米基本食	ランチは新しいラーメン店を開拓!
月	コンビニ弁当	玄米基本食	忙しい平日は卵かけごはんが一番

週末旅行に行くとき

呑み食いもまた、大切な旅の楽しみの1つ。旅先でまで食の快楽を我慢する必要はありません。旅の前後に玄米基本食を多めにとって調整を。

	朝	昼	夜	
金	／	玄米基本食	玄米基本食	旅行に備えて1日玄米基本食
土	／	パスタ+ケーキ	ビール+つまみ	今日は思いっきり楽しむ!!
日	洋食ブランチ	／	エビフライ定食	あー楽しかった
月	／	玄米基本食	玄米基本食	呑み食いし過ぎたので、今日は調整

外食が続くとき

お酒の席や快楽度高めの外食が続いたときも玄米基本食で調整。胃腸が疲れているので、むしろほっとする味に感じるはず。

	昼	夜	
金	玄米基本食	ビール+つまみ	仕事帰りにちょっと1杯
土	玄米基本食	焼き肉	家族で焼き肉パーティー
日	ワイン+つまみ	玄米基本食	昼呑み最高!
月	玄米基本食	玄米基本食	週末呑み過ぎた分を玄米基本食で調整

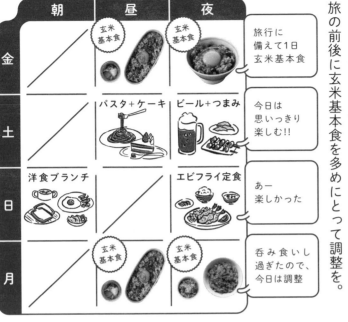

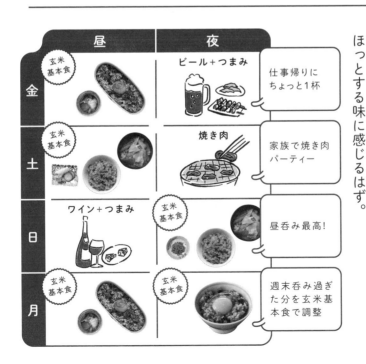

「こんなときどうする?」
成功のヒント

成功のヒント

1　1〜2キロやせたい

玄米ゆる断食はダイエットだけを目的としたものではないのですが、「やせた！」という声が多いのも事実です。しかも、無理なダイエットは肌が荒れたり、あとでリバウンドしやすくなったりすることがありますが、玄米ゆる断食では肌がきれいになり、その人に合った、健康的なベスト体重に整えてくれます。

あと1〜2キロやせたいという場合、玄米ゆる断食を1〜2週間ぐらい続けていれば自然と叶えられるはず。

もし体重が減らない場合は、**2食のうちのもう1食、快楽食の度合いが高いことが考えられます**。好きなものを食べて大丈夫とはいっても、パスタやハンバーグ、ラーメンといった快楽度の高いものを毎日とっていると、やはり目標にはなかなか近づけません。和定食など、もう少し玄米基本食に近い食事にしてみてください。

また、体型は見た目だけで判断するのでなく、「カラダが軽く感じる」という自分の感覚を大切に。玄米ゆる断食を続けていれば自ずとわかるようになります。

成功のヒント
2
5キロ以上やせたい

自分のベスト体重をかなりオーバーしていて、しっかり体重を落としたいという人は、まずは1週間、2食のうち1食を玄米基本食にしてみて、少しでも体重が減っていくようなら、そのまま続けるだけでも目標達成できるでしょう。

なかなか減らないという場合、玄米基本食の割合を増やします。例えば**1週間のうち2食どちらも玄米基本食にする日を何日かつくります**。効果をみながら、必要なら増やしていくということです。

もしくは、もう1食の快楽度合いで調整するという手もあります。玄米基本食でないほうの食事を、**和定食レベルまで快楽度合いを下げてみましょう**。1週間程度、それで効果をみてください。

玄米ゆる断食の生活に慣れてきた人は、「七号食ダイエット」(→P96)に挑戦してもよいでしょう。見た目や体重の変化などをしっかりと実感できるはずです。

成功のヒント
3
体重は減ったからキープしたい

玄米ゆる断食でベスト体重になったら、キープするのは簡単。玄米基本食の割合を自由にアレンジしてかまいません。

外食が続いてちょっと体重が増えてきたなと思ったら、玄米基本食を増やして調整すればいいだけです。玄米ごはんで健康の基本が体内にしっかりと根付くので、体重もコントロールしやすくなるのです。

ただ、それでも1日に1食は玄米ごはんを食べるほうがカラダの調子がいいはず。玄米基本食で生活リズムがつくられるので、むしろ食べないと気持ちが悪いぐらいになるかもしれません。

また玄米ゆる断食で体重が減ったとしても、適度な運動などの生活習慣もぜひ取り入れて。毎日のカラダからのお便り、うんちチェック（→P64）も行いながら、自分自身の健康を自分でコントロールしていきましょう。

成功のヒント

4

外食するときの選び方は？

外食などでどうしても玄米が食べられないけれど、快楽度の低い食事をしたいというとき、外食でも選べる玄米基本食に近いものをお伝えしておきます。

玄米が食べられなくても、**できるだけ玄米に近い、茶色い炭水化物を選びましょう**。白米、白いパン、麺は、精製され、栄養素がそぎ落とされた糖質のかたまりで、副栄養素が圧倒的に足りません。最近は雑穀米、全粒粉の入ったパンや麺を出す店も増えてきているので、選べる場合はそれにしましょう。

蕎麦もおすすめです。蕎麦の実には豊富に副栄要素が含まれているので、ラーメンやうどんより優れています。できれば**蕎麦粉１００％の十割蕎麦にしてください**。といっても、十割蕎麦の店が近所でパッと見つかるということは滅多にないでしょうから、その場合はなるべく蕎麦粉の割合が高いものを選びましょう。蕎麦が健康によいからと食

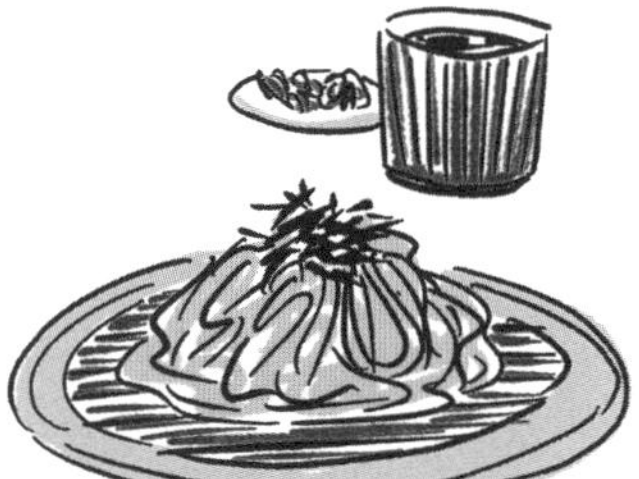

べる人も多いですが、よく見かける安い蕎麦屋さんは、あたり前ですが蕎麦粉の割合は少ないです。「二八蕎麦」とは、蕎麦粉8対小麦粉2のことをいいますが、逆の蕎麦粉が2割なんて店もあります。

それ以外であれば、定食屋などに行きましょう。玄米や五穀米、雑穀米を選べる店も増えていますし、外食の中ではまだ副栄養素をとれるおかずが多いほうだと思います。ただ、雑穀米といっても申し訳程度に、白米に数%の雑穀を混ぜただけのところがほとんどです……。

いずれにせよ、できるだけ「割合」と「質」（→P34）に気をつけながら献立を選びます。「割合」とは、米6：野菜3：肉や魚1のバランスのことです。「質」は、副栄養素がたくさん含まれている野菜、海藻、発酵食品を選ぶことによって補います。

味噌汁に加えて、豆腐やおひたし、和え物などを副菜にします。主菜は肉より魚のほうが、脂肪が少ない分よいでしょう。

成功のヒント

5

玄米基本食のお弁当はどうする？

玄米ゆる断食のいいところは、玄米さえ食べていれば、「あれを食べちゃいけない」「これを食べなきゃいけない」などとあれこれ迷わなくて済むことです。だから、ものぐさな人でも、忙しい人でも続けられる。

まとめて炊いておいた**玄米をお弁当箱やタッパーに詰めるだけ。おかずは何でもかまいません。**ゆで卵、納豆ならそのまま持っていけますし、コンビニでも買えますね。汁物は前日の残りの汁物をスープジャーに入れていけばそれでＯＫ。お湯を注ぐだけの即席味噌汁でもいいですよ。

玄米を炊くのが面倒なら、スーパーでも手に入る玄米ごはんのパックを会社のレンジでチンしてもいいのです。

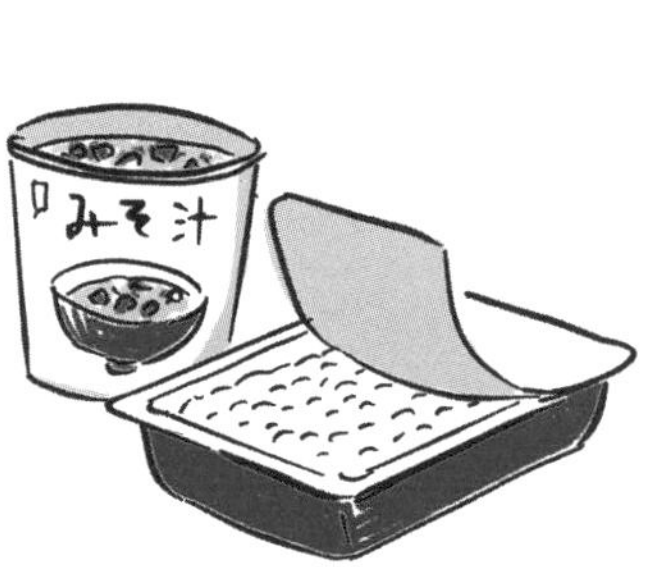

成功のヒント

6

旅行などで玄米が食べられないときは？

せっかく旅行するのだから、その土地の旨いもの、旨い酒を楽しんでください。また、人間は楽しいことをしているときにたくさん幸せホルモンが出て、免疫力が上がるなど、カラダによい作用が起こります。**リフレッシュのためにわざわざお金をかけて旅行したのに、食べ物を我慢してストレスを感じるとすれば、そのほうがかえって不健康です。**

本書では、1日を2食とし、それぞれ「玄米基本食」と「快楽食」を1食ずつとることをルールとしています。でもそれはあくまで目安です。要は、**1週間程度のトータルでみて、両者のバランスがとれていればいいのです。**

旅行などで4食、「快楽食」が続いてしまうなら、あとの4食を続けて「玄米基本食」にするなどで帳尻を合わせる、ということでかまいません。

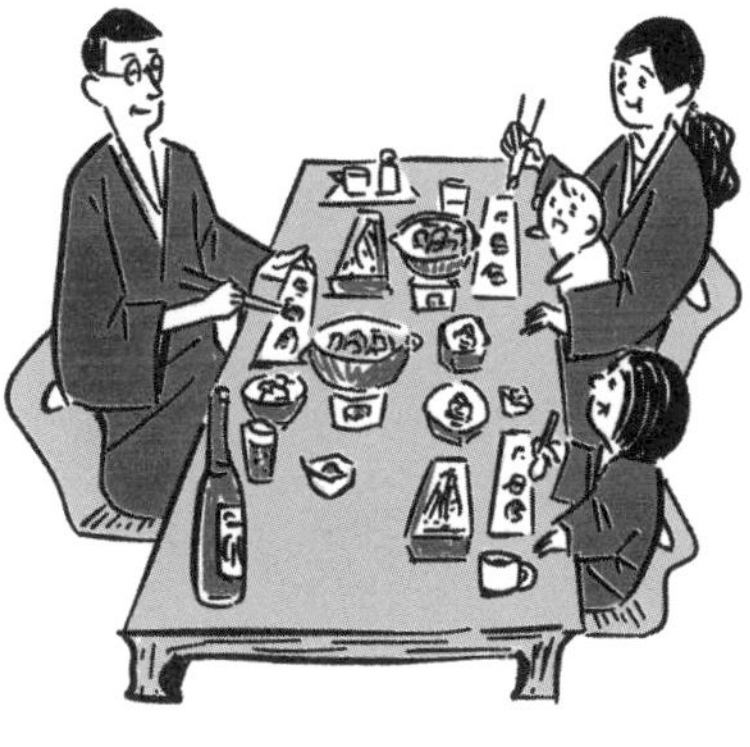

成功のヒント 7

健康をキープできているかチェックするには？

一発勝負のトーナメント戦を勝ち抜けなくても、長期戦のペナントレースで最終的に勝てばいい、というのが玄米ゆる断食の考え方です。かといって、短期間では何も判断しなくていいというわけではなく、都度、勝っているか負けているかの確認は必要です。

その食事が勝っているのか負けているのか、一番正直に教えてくれるのが毎日の「うんち（大きなお便り）」です。いいうんちには3つの条件があります。「切れない〝一本糞〟」「濃いめの黄色」「臭くない、むしろ香ばしい香り」。

コロコロ、カチカチ状のうんちは食物繊維が不足。下痢は冷たいものや、甘いもの、アルコールなどのとり過ぎかもしれません。動物性食品が多過ぎれば、黒っぽい便になります。自分のうんちを日々確認しながら、**週に1回は体組成計にのって、体重や体脂肪率もチェックしましょう**。あとは**年に2回程度の健康診断や人間ドックで、全身をチェックし、健康をキープできていれば安心です**。

第3章

玄米ゆる断食
実践レシピ

美味しい玄米を炊こう

栄養たっぷりのスーパーフード、玄米。でも、「炊くのが難しい」「ボソボソして美味しくない」「家族が嫌がる」「独特のにおいが気になる」そんな風に思っていませんか？

そこで、圧力鍋を使った玄米の炊き方をご紹介します。この方法なら誰にでも簡単にやわらかくてもっちもち、今まで食べたことのないような美味しい玄米が炊けます。また、数日保温ジャーで寝かせることでさらにもちもち感と風味が増します。

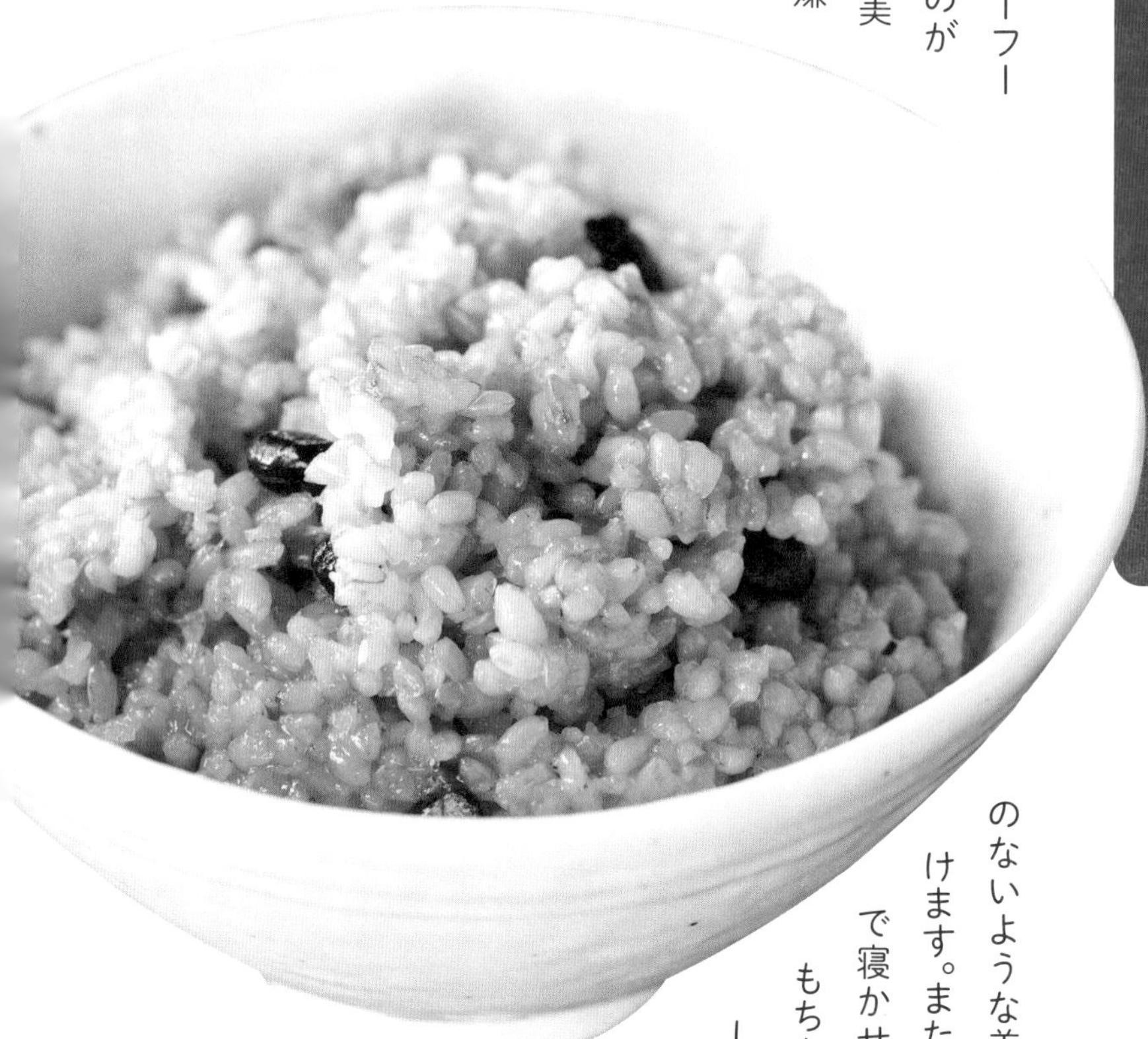

さあ、もっちもちの美味しい玄米で玄米ゆる断食をはじめましょう。

準備するもの 1

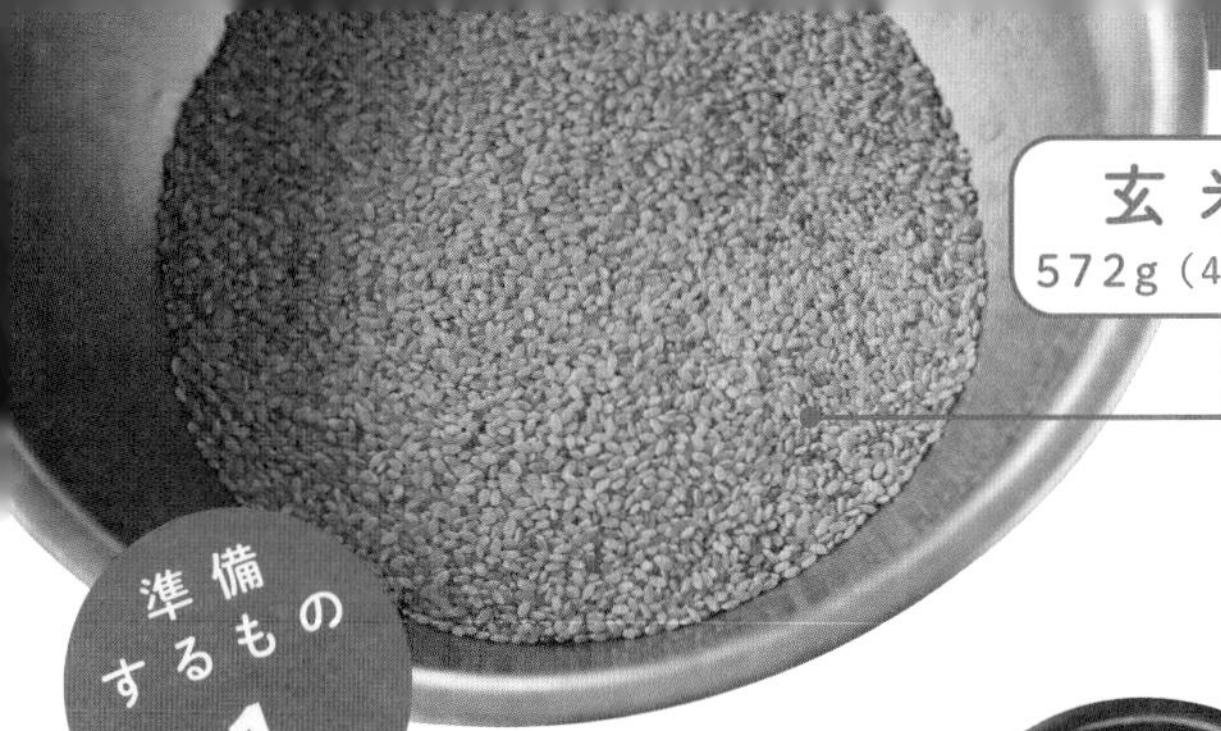

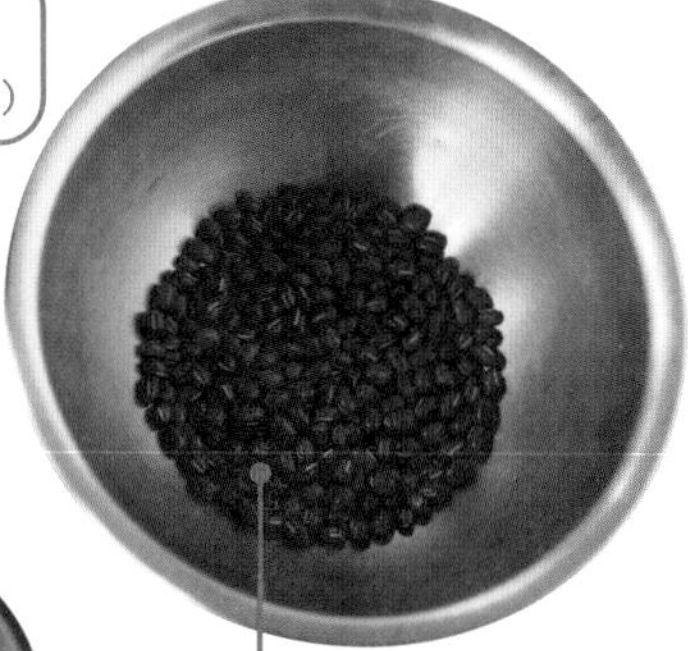

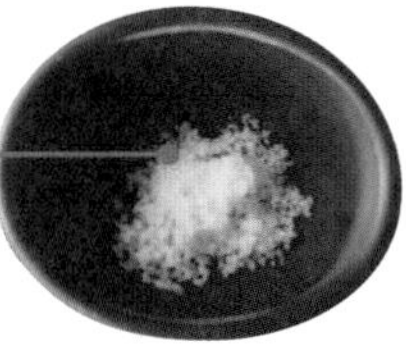

・分量の目安
1合は150gのため、玄米143g+小豆7g=150gと考えます。塩は1合分に対し、0.8g弱を目安に入れましょう。
・塩を入れると玄米に含まれるカリウムが中和されて苦みがなくなります。塩はぜひ自然塩を。
・酒を入れると旨味と甘みが出てさらに美味しくなります。「純米酒」の表示がある日本酒を1合に対して1mlを目安に加えてください。

分量の目安

	玄米	小豆	塩	水（内鍋）	水（本体）
3合分	429g	21g	2.4g	460ml	600ml
4合分	572g	28g	3.2g	610ml	600ml
5合分	715g	35g	4.0g	765ml	600ml
6合分	858g	42g	4.8g	920ml	600ml

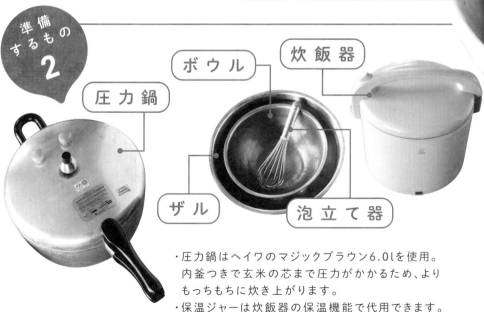

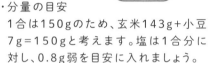

準備するもの 2

・圧力鍋はヘイワのマジックブラウン6.0lを使用。内釜つきで玄米の芯まで圧力がかかるため、よりもっちもちに炊き上がります。
・保温ジャーは炊飯器の保温機能で代用できます。

内釜のない普通の圧力鍋で炊く場合・炊飯器で炊く場合はP72を参照してください。

玄米を炊く

1 玄米と小豆を洗う

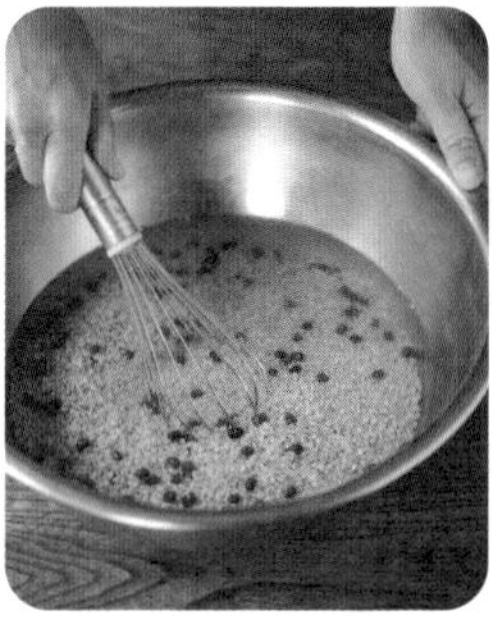

玄米と小豆をボウルに入れ、水を注ぎ、泡立て器でかき混ぜるようにして洗う。1回目の水をもっとも吸収するためすぐに捨て、新しい水に替える。これを3～4回繰り返す。

Point

・泡立て器を使うことで玄米の表面に傷がつき、水分が浸透してやわらかく炊けます。
・可能であればミネラルウォーターや浄水器を通した水を使いましょう。

2 浸水させる

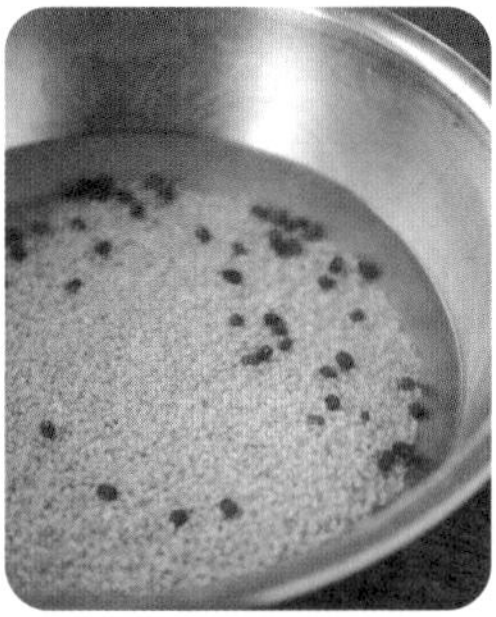

洗った玄米が浸るくらいの水を入れ、1時間程度浸水させる。

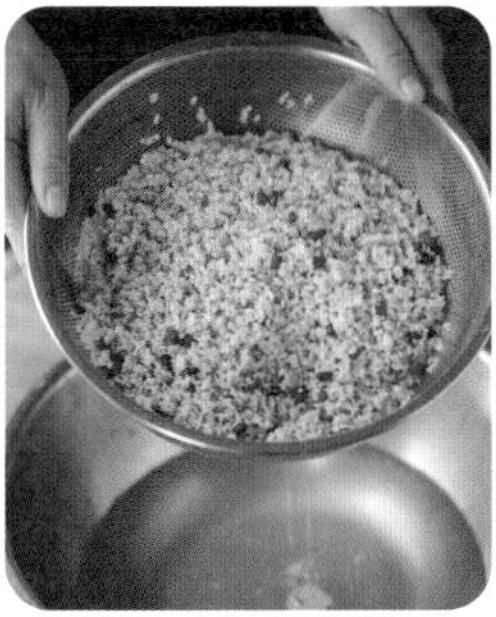

その後ザルにあげ、よく水気を切る。

3 圧力鍋をセットする

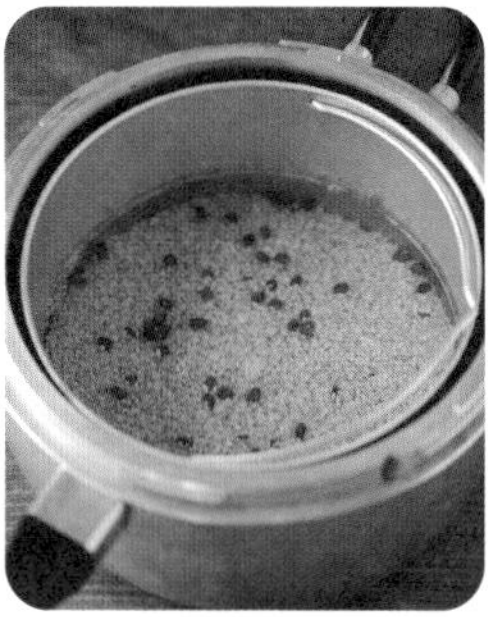

玄米と小豆を内鍋に移し、水と塩を入れ、軽く混ぜる。圧力鍋本体に水600mlを入れ、その中央に内鍋をセットする。

4 火にかける

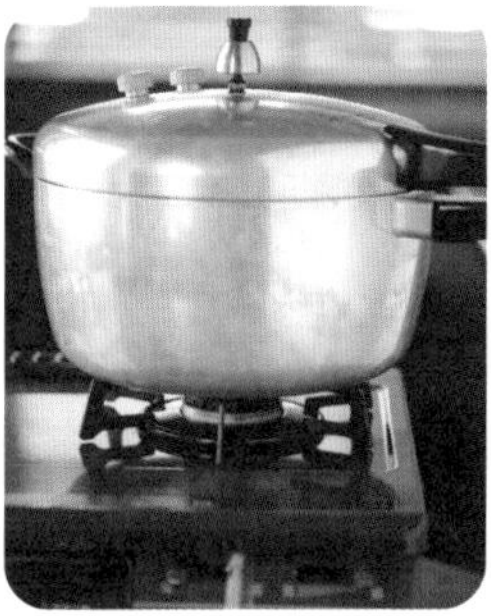

ふたをして中火にかけ、圧力がかかる（おもりが揺れだす）のを待つ。

Point

おもりが揺れだすまで30分ほどかかるのが理想的な火加減です。

5 加圧する

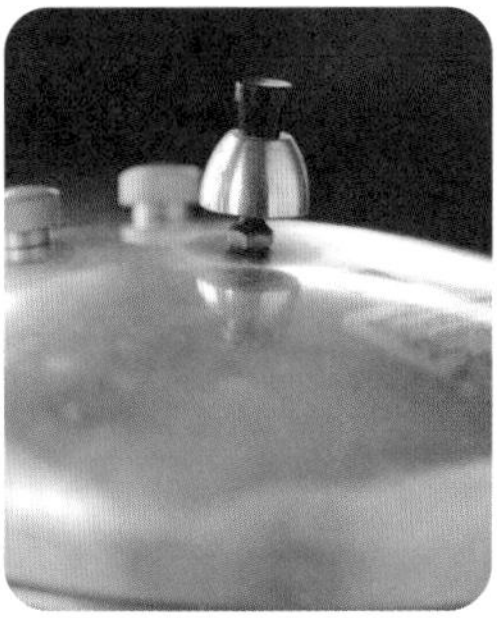

圧力がかかっておもりが揺れだしてから30分炊く。

ここで使用しているヘイワのマジックブラウンシリーズの圧力鍋は、ガスコンロの自動消火センサーを利用した構造により、炊き上がりと同時に自動で火が消える仕組みになっている。

6 炊き上がり

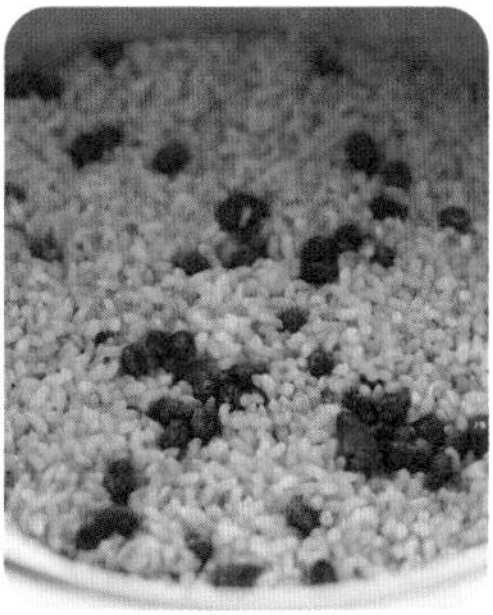

60分ほどそのまま置いて蒸らし、圧力が抜けてからふたを開ければ完成。

さらに美味しい「寝かせ玄米」

炊き立ての玄米も十分美味しいけれど、保温ジャーや炊飯器で保温しながら数日寝かせることで甘み、旨味、香ばしさ、もちもち感がぐんとアップします。一度に4合炊いて保温しておき、味わいの変化を楽しみながら数日かけて食べきるのがおすすめ。毎日炊飯する手間もかかりません。

7 混ぜ返す

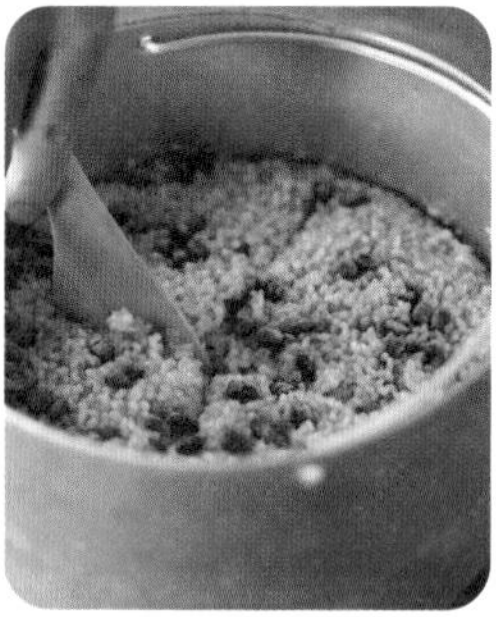

炊き上がった玄米に十字にしゃもじを入れ、均一になるように混ぜ返す。

8 保温ジャーに移す

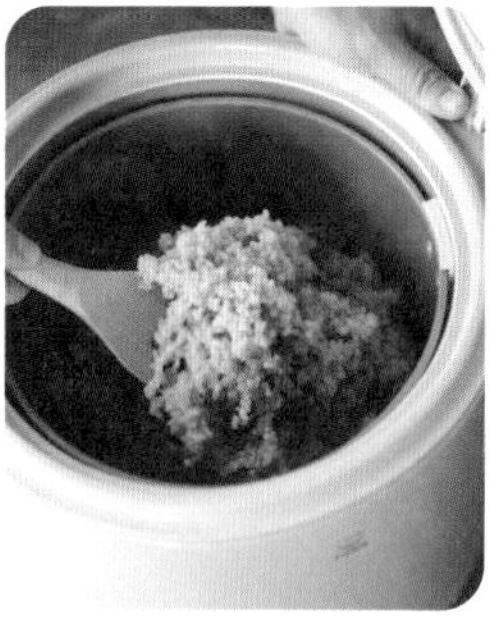

保温ジャーに移し替えて保存する。表面の乾燥を防ぐため、1日1回しゃもじで大きく混ぜ返す。炊飯器の保温機能でも代用できる。

Point

玄米が保温ジャーの側面に触れているとカピカピになりやすいため、山のようにしておきましょう。

寝かせ玄米 熟成比較

熟成1日目

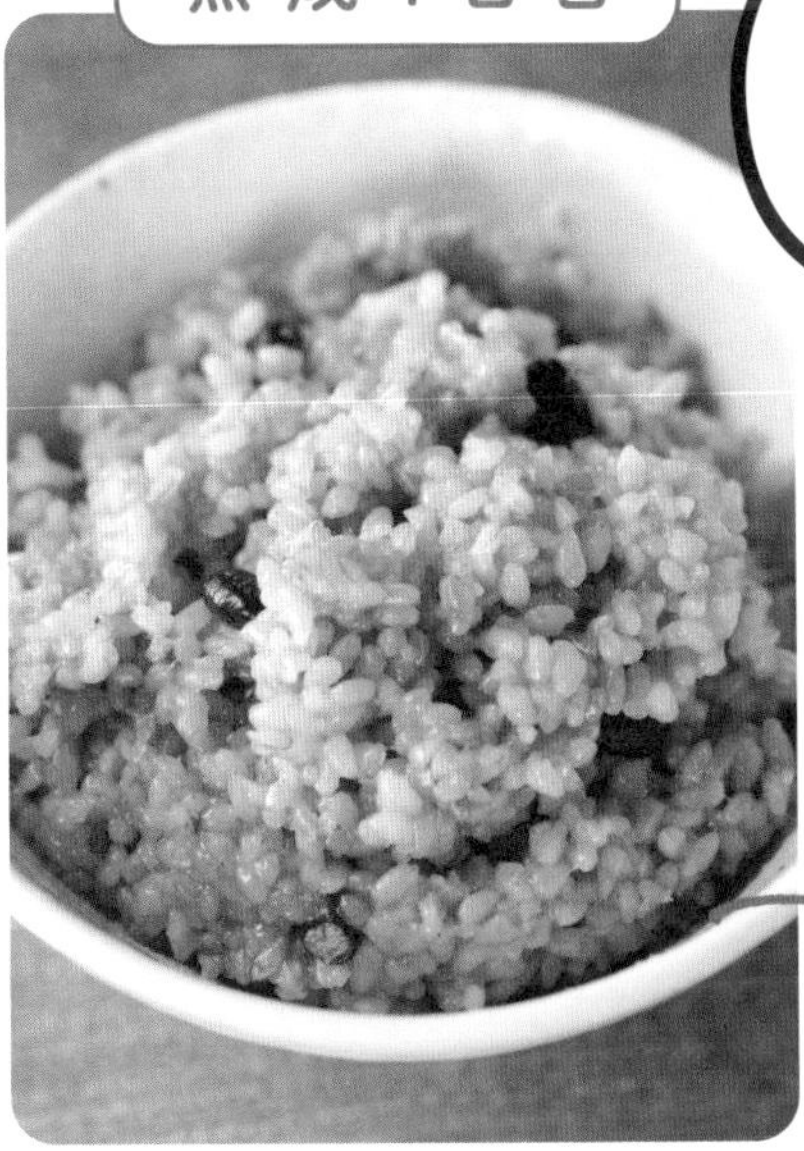

クリーム色であっさりとした味わい。炊き立てが好きな人に。

熟成2日目

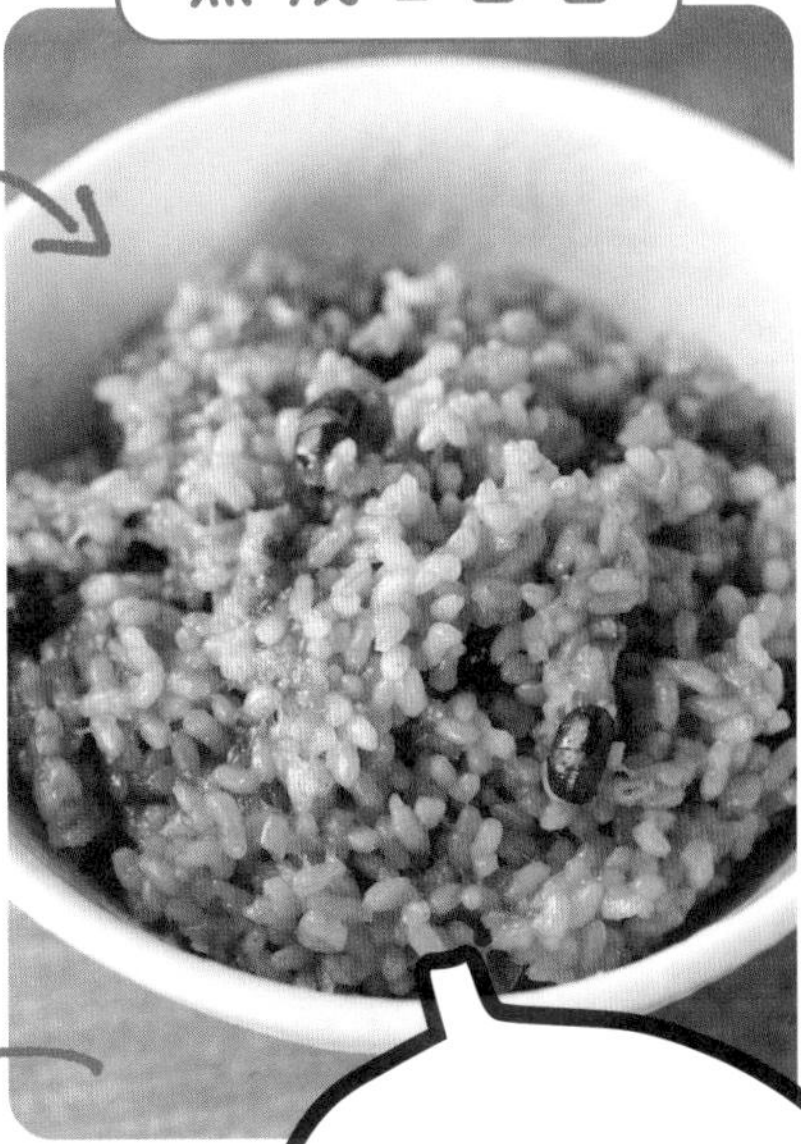

色が少し濃くなり、もちもちとした食感が増してくる。

熟成3日目

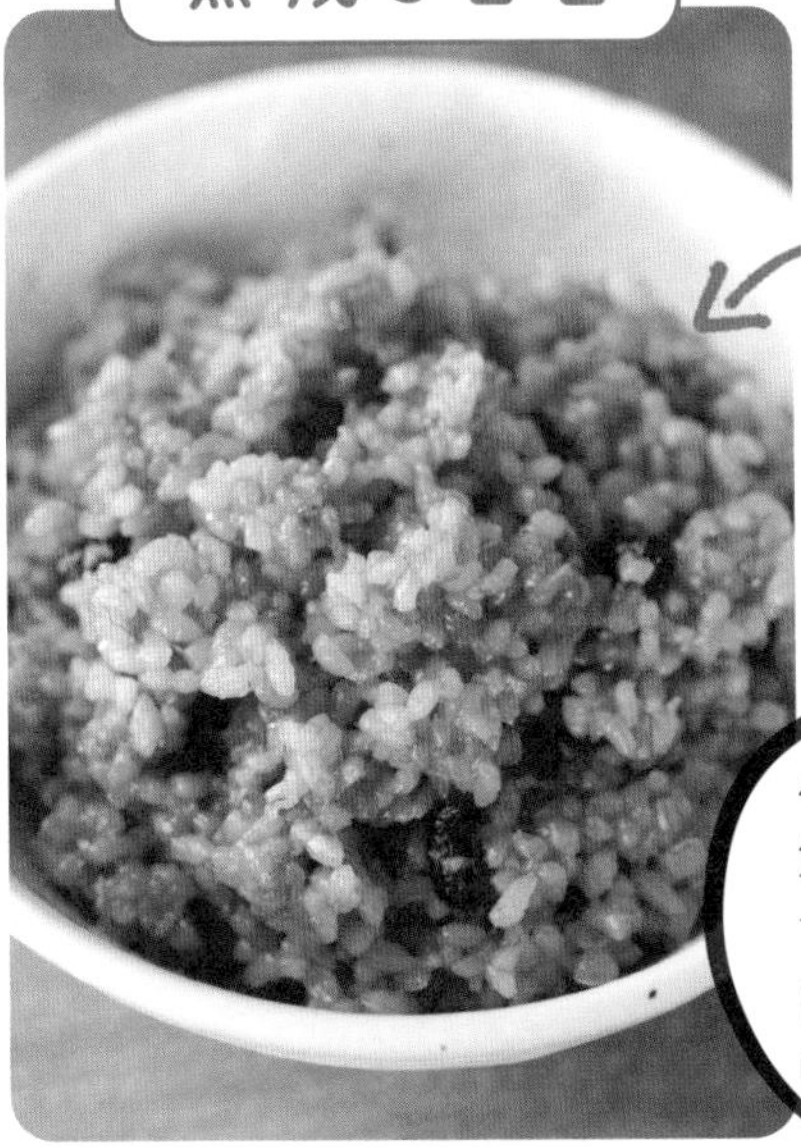

小豆の色が移り、お赤飯のような色に。旨味・甘み・もちもち感がさらにアップし、噛むほどに味わいが深くなる。

炊飯器で炊く

できれば6時間以上浸水させ、炊飯器の「玄米」モードで炊きます。「玄米」モードがない場合、かなり硬くなってしまうため、あまりおすすめできません。

［材料］ (3合分)玄米429g　小豆21g　塩2.4g

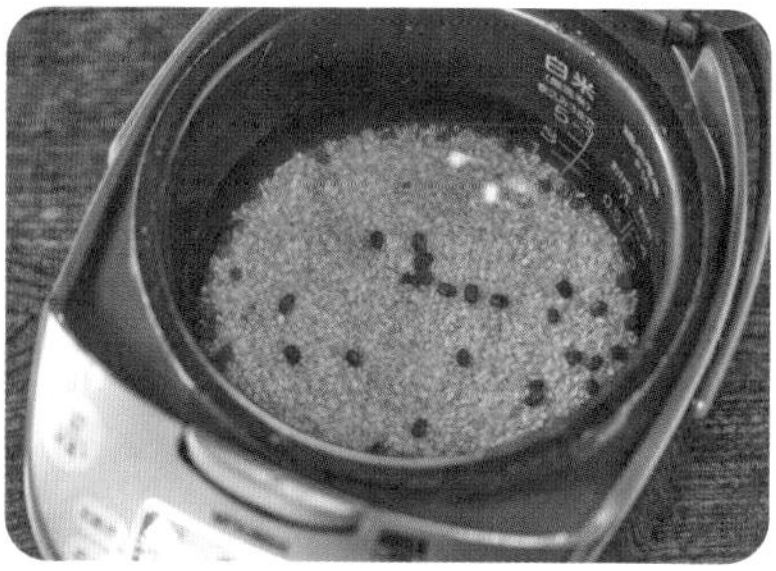

1 洗って6時間以上浸水させた玄米と小豆の水気を切って炊飯器に入れ、塩を加える。既定の目盛りまで水を入れる。

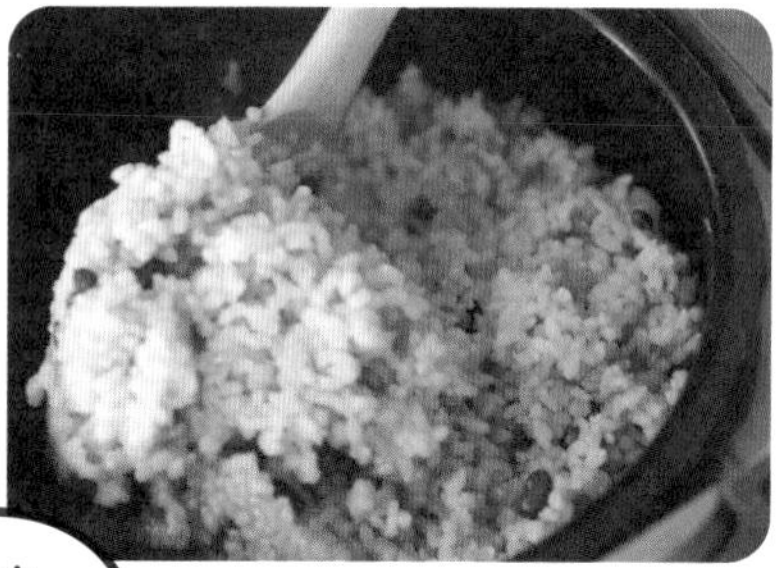

2 炊き上がったらふたを開けてかき混ぜ、15分ほど蒸らす。

炊き上がり

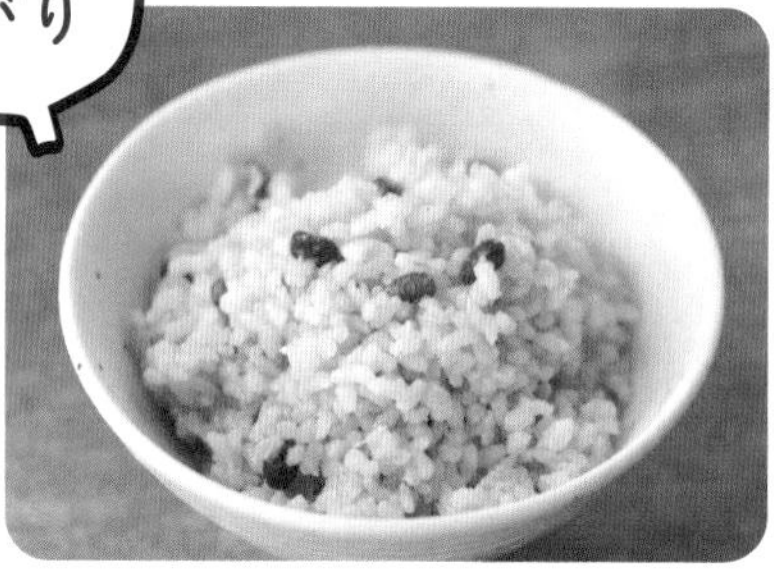

3 色は薄く、圧力鍋に比べると風味・もちもち感ともにあっさりとしている。

別の圧力鍋で炊く

※一般的な圧力鍋に内鍋はありません。
※水加減は玄米1合(180ml)に対し1.3～1.5倍が目安です。
※圧力鍋によって差がありますので水加減や加圧時間は調整してください。

1 圧力鍋の容量に合わせて玄米と水の量を調整し、P68の1～4までと同様に炊く。

2 圧力がかかったら、弱火にして20分加圧して火を止める。

3 自然に圧が抜けるまで蒸らす。圧が抜けたらふたを開けてかき混ぜ、さらに15分ほど蒸らす。

玄米基本食 実践レシピ

和洋中のかんたん汁物

具は冷凍保存できる素材ならなんでもOK。その日の気分で簡単に味付けを変えられるから飽きずに楽しめます。

ちゃんこ汁 和

［材料］（4人前）

- 大根（いちょう切り）…240g
- にんじん（乱切り）…180g
- ごぼう（斜め切り）…60g
- 長ねぎ（斜め切り）…40g
- 油揚げ（短冊切り）…12g
- 乾燥しいたけ（細切り）…12g
- しめじ…40g
- 豚バラスライス …120g
- キャベツ…80g
- だし汁…1ℓ

A
- みりん…40g
- 酒…60g
- しょうゆ…20g

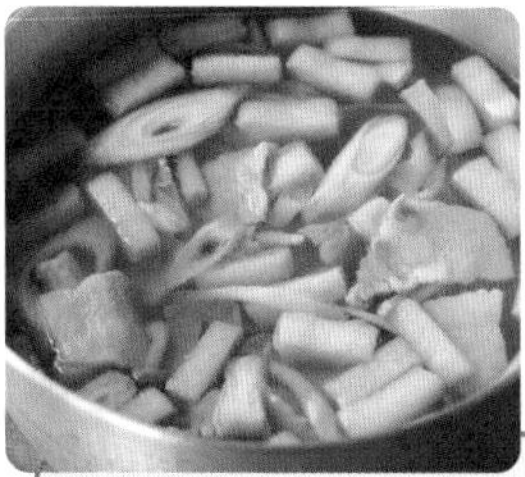

［作り方］

1. 豚肉は食べやすい大きさに切り、酒としょうが（ともに分量外）を入れた水で軽くゆでておく。
2. 鍋にだし汁、大根、にんじん、ごぼうを入れて火にかける。
3. 2に火が通ったらAと豚肉を入れ、ひと煮立ちさせてアクをすくう。長ねぎ、油揚げ、しいたけ、しめじ、キャベツを加えて、さっと煮る。

その日の気分で味付け！

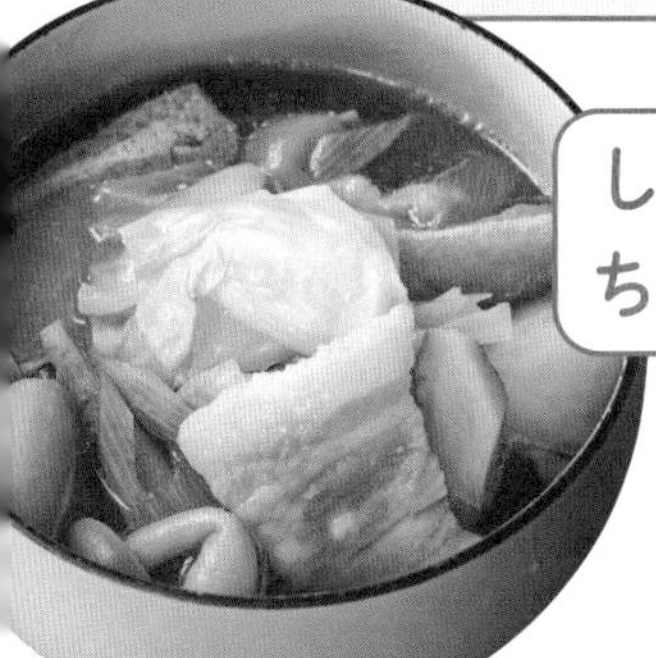

しょうゆちゃんこ

3にしょうゆ20gを加えて調味する。

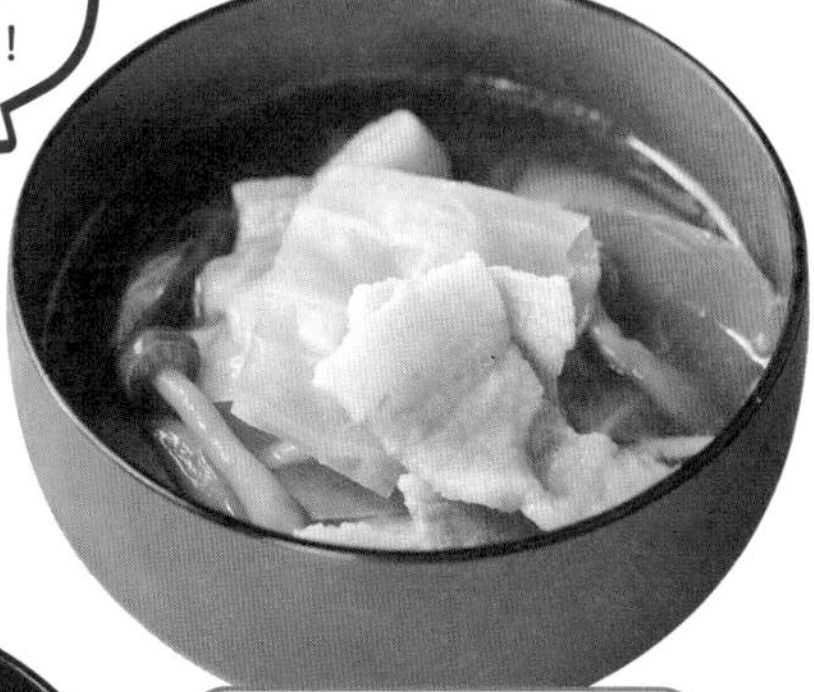

塩ちゃんこ

3に塩6gを加えて調味する。

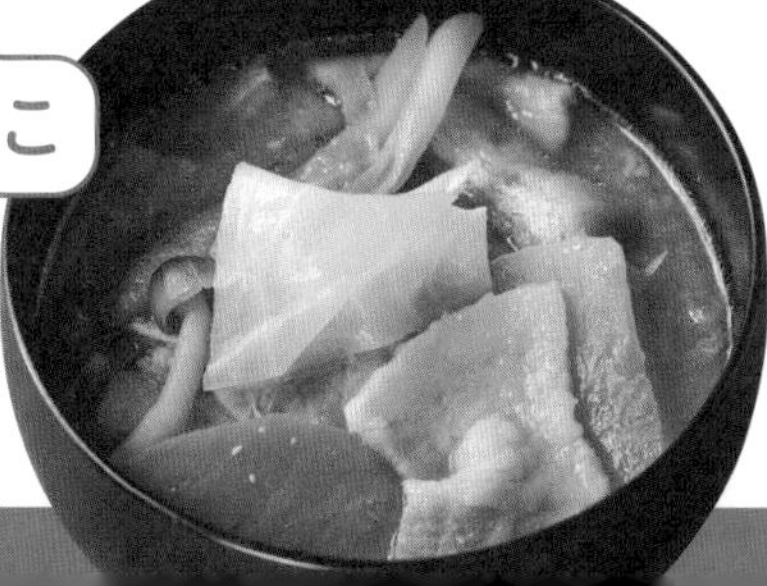

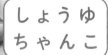

味噌ちゃんこ

3に味噌40gを加えて調味する。

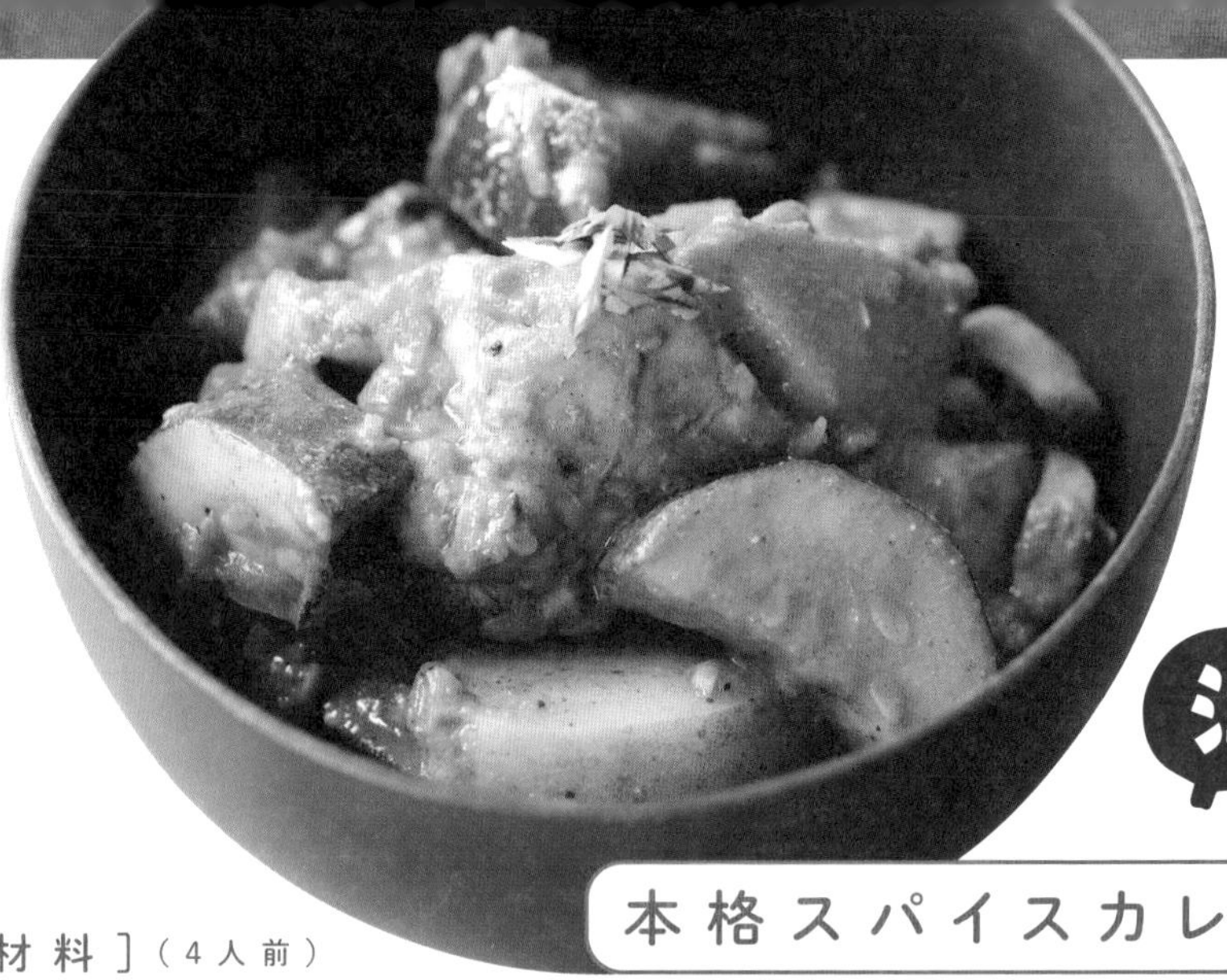

洋

本格スパイスカレー

［材料］（4人前）

- 鶏もも肉…360g
- 玉ねぎ…100g
- にんじん…400g
- なす…100g
- ズッキーニ…1本
- じゃがいも…300g
- カレー粉（無添加のもの）…30g
- にんにく…20g
- しょうが…20g
- トマト…150g
- オリーブオイル…30g

具材は自由！
アレンジ無限！

［作り方］

1 鶏肉は一口大に切って包丁でたたき、塩・こしょうと白ワイン（ともに分量外）をふってしばらく置く。にんじんは乱切り、なす、ズッキーニは輪切り、トマトはさいの目切り、玉ねぎ、にんにく、しょうがはみじん切りにする。じゃがいもは一口大に切り、別鍋でゆでておく。

2 鍋にオリーブオイル20g、にんにくとしょうがを入れて弱火にかけ、香りが立ったら玉ねぎを入れて弱～中火できつね色になるまでじっくり炒めて取り出す。
同じ鍋に残りのオリーブオイルを入れ、鶏肉を焼く。焼き目がつくまで動かさず、ひっくり返して、裏も焼き目をつける。

3 取り出しておいた玉ねぎソテーを鍋に戻し、水300mℓ（分量外）、にんじん、トマトを入れ、煮立たせる。カレー粉を加えてふたをし、弱火で15分くらい煮込む。ズッキーニ、なすを加えさらに15分煮込む。味をみて足りなければ、塩またはしょうゆ（ともに分量外）で調味する。最後にゆでたじゃがいもを加える。

中

黒ごま坦々汁

[材料](4人前)

- 大根…60g
- にんじん…40g
- ごぼう…40g
- 長ねぎ…40g
- 乾燥しいたけ(細切り)…3g
- えのき茸…20g
- 乾燥きくらげ(細切り)…3g
- だし汁…1ℓ
- 油揚げ…1枚
- 鶏ひき肉…80g
- にら…12g
- 乾燥春雨…12g
- 七味唐辛子(お好みで)
- にんにく…5g
- しょうが…10g
- ごま油…10g

A
- 豆板醤…10g
- しょうゆ…20g
- 赤味噌…20g
- 酒…30g
- 練り黒ごま…50g

野菜はあるものでOK!

[作り方]

1 大根、にんじん、ごぼうは千切り、長ねぎは薄切り、油揚げは短冊切り、にんにく、しょうがはみじん切りにする。乾燥春雨は水でもどしておく。

2 鍋にごま油をひき、にんにくとしょうがを炒める。香りが立ってきたら、Aと鶏ひき肉を加え色が変わるまで炒める。

3 1で切った野菜としいたけ、えのき茸、きくらげ、油揚げ、だし汁を加え、やわらかくなるまで煮込む。最後に春雨を加え、さっと煮て火を止める。器に盛り3cm長さに切ったにらを添え、お好みで七味唐辛子をかける。

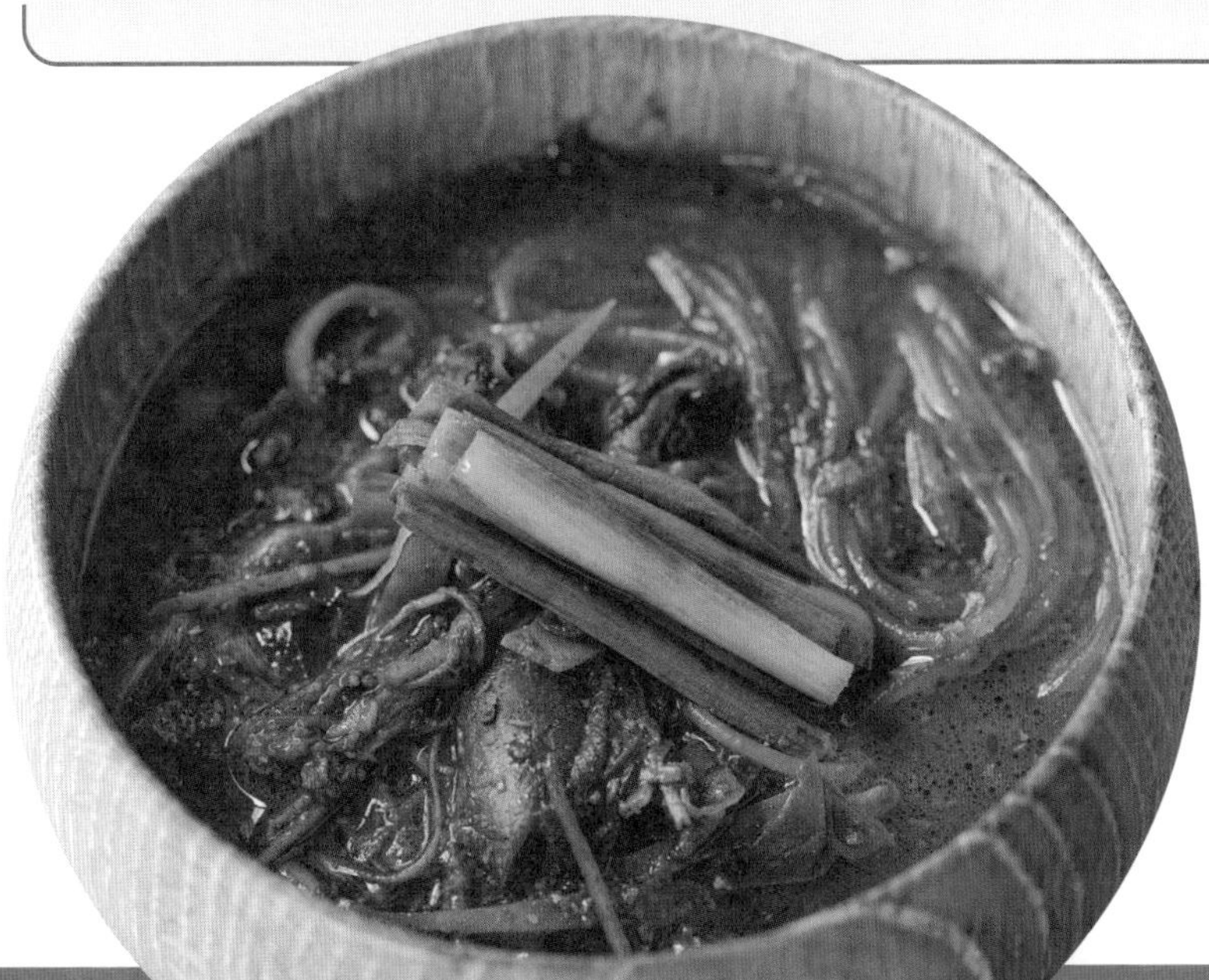

玄米がすすむ！ごはんのお供

玄米ごはんがぺろりと食べられるごはんのお供たち。簡単に作れて冷凍保存ができるものは作り置きが可能です。さらに手作りなら無添加なので安心です。

京風本格ちりめん山椒

［材料］（4人前）

- 冷凍しらす…300g
- 砂糖…35g
- しょうゆ…少々（香りづけ程度）
- 乾燥山椒（水でもどす）…2g
- 水…700㎖

［作り方］

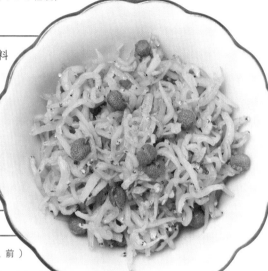

鍋にすべての材料を入れて鍋底がチリチリとするまで煮詰める。ボロボロになるのを防ぐため、煮詰める際にかき混ぜないこと。

かつお節とナッツの生ふりかけ

［材料］（4人前）

- かつお節（出汁がらでもよい）…100g
- だしをとった後の昆布…30g
- 乾燥きくらげ（水でもどす）…3g
- 生しいたけ…50g
- 乾燥桜海老…5g
- くるみ…20g
- ピーナッツ…10g
- 粗糖…40g
- しょうゆ…50g
- みりん…20g
- 水…300㎖

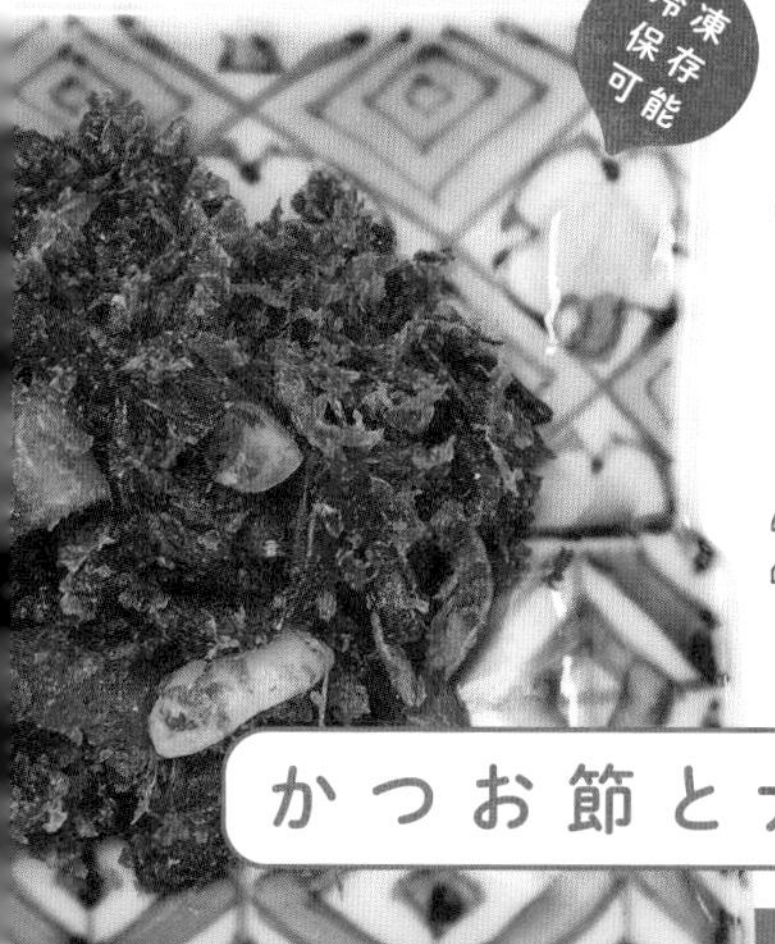

［作り方］

1. 昆布、きくらげは小さく刻み、しいたけはみじん切りにする。くるみとピーナッツは食感が残る程度につぶす。
2. かつお節を炒ってパラパラにし、くるみとピーナッツ以外の材料をすべて入れ、弱火で煮詰める。汁気がなくなったら、くるみとピーナッツを混ぜて冷ます。

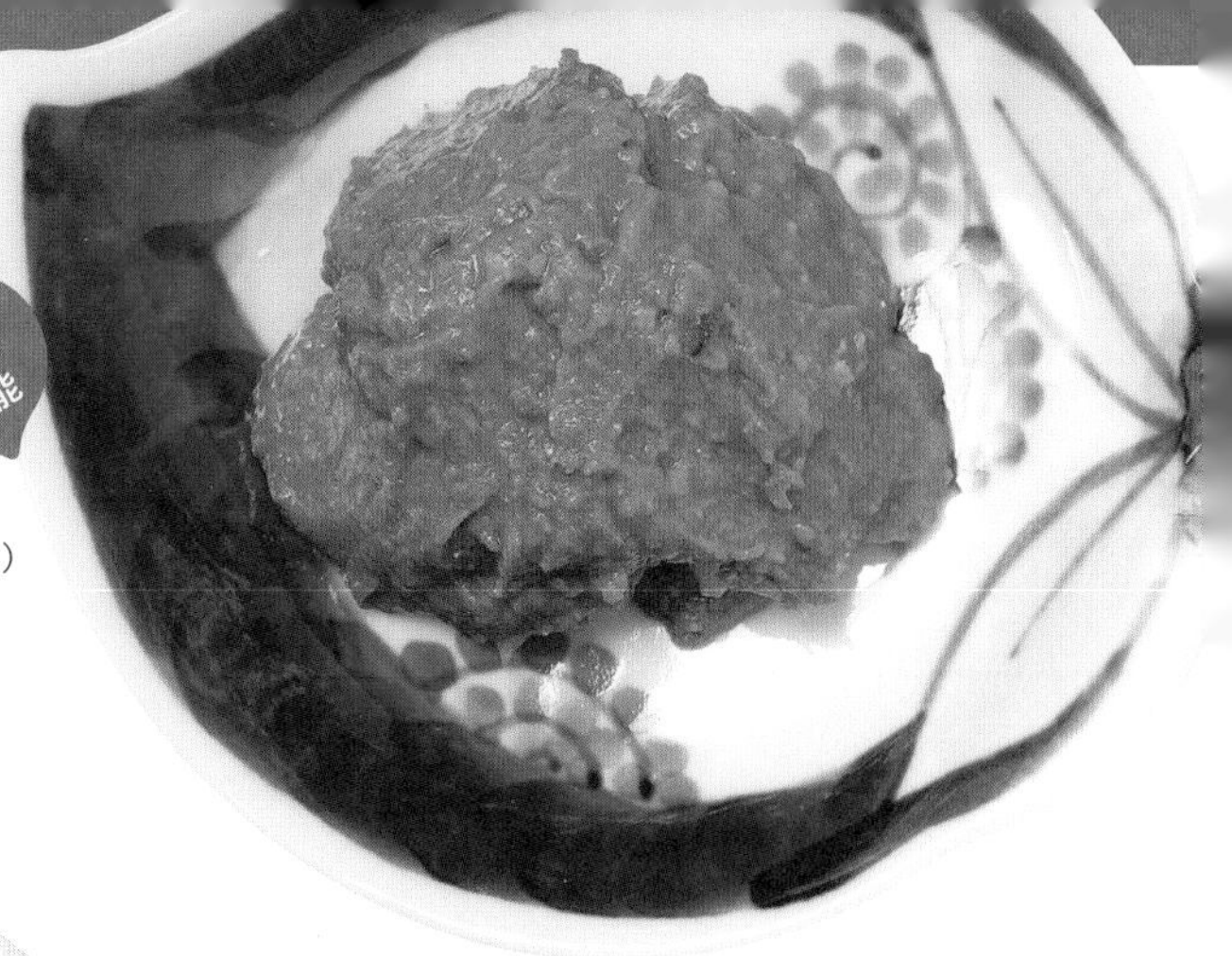

牡蠣味噌

冷凍保存可能

［材料］（4人前）

- ボイル牡蠣…330g
- 赤味噌…330g（牡蠣と味噌は同量）
- みりん…20g
- しょうゆ…15g
- 粗糖…20g

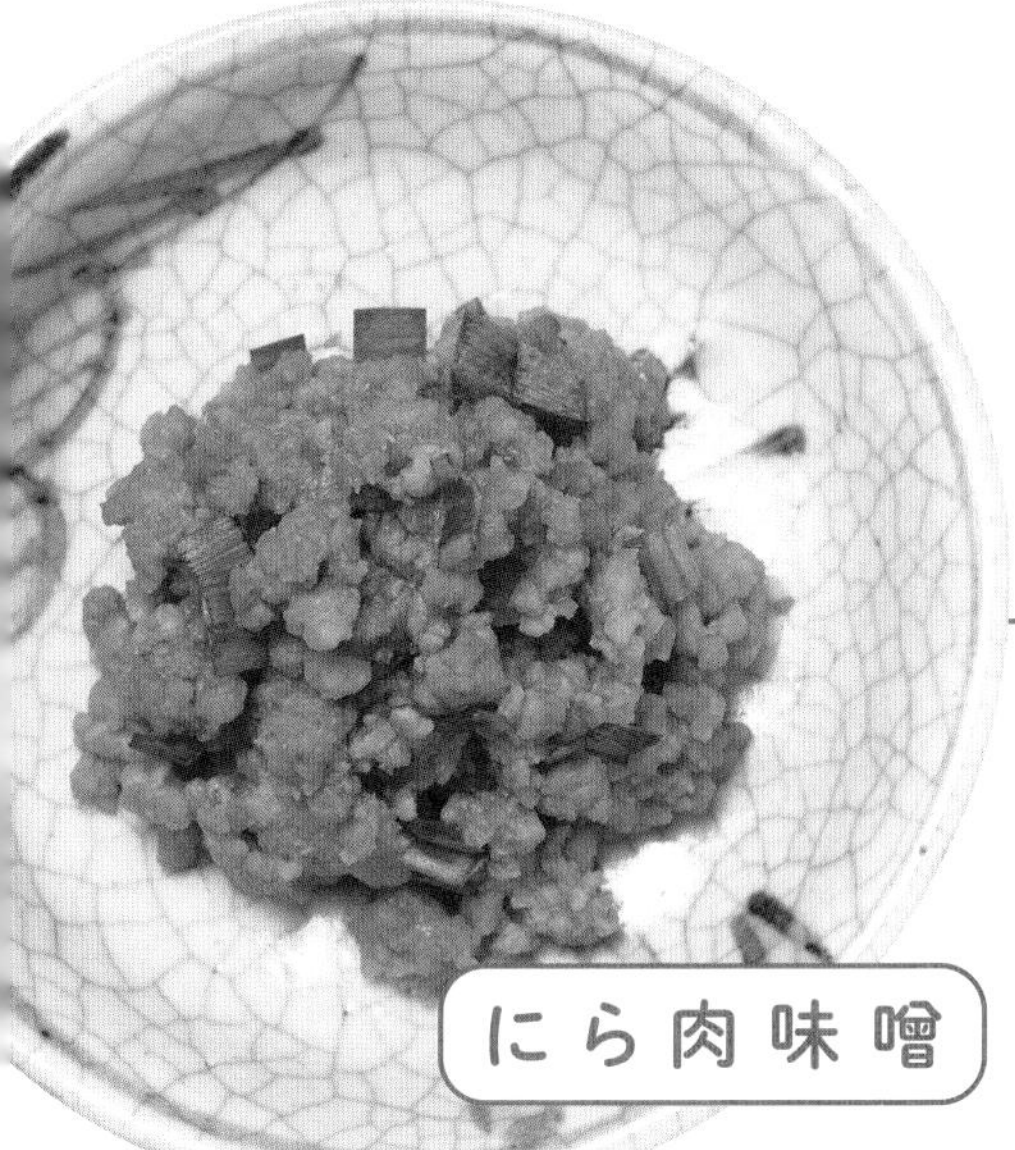

［作り方］

すべての材料をフードプロセッサーに全部入れ、なめらかになるまで混ぜ合わせる。

にら肉味噌

［材料］（4人前）

- 豚ひき肉…500g
- 赤味噌…適量
- みりん…50g
- しょうゆ…25g
- しょうが（みじん切り）…15g
- にんにく（みじん切り）…5g
- にら…5g
- 粗糖…50g
- ごま油…5g

［作り方］

1 フライパンにごま油、にんにく、しょうがを入れて弱火にかけ、香りが立ったら豚ひき肉を入れて中火にし、よくかき混ぜながら炒める。肉の脂が出てきたら弱火にしてそのまま煮詰める。

2 水分がなくなってきたらみりん、しょうゆ、粗糖を入れて混ぜ合わせながら煮る。

3 2をボウルなどに移し替え、重さを測る。

4 3で測った肉に対し赤味噌を2割ほど加え、混ぜ合わせて冷ます。味噌を炒めると風味が落ちるので必ず火からおろして混ぜ合わせること。

5 食べる際に刻んだにらを混ぜ合わせる。

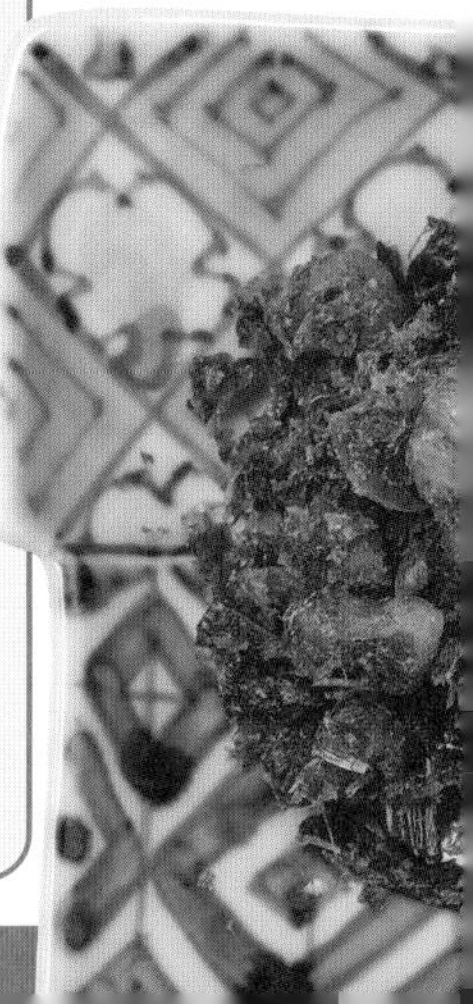

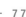

TKG

のせるだけ！かけるだけ！ごちそうTKG・納豆レシピ

ちょっとの手間でいつものTKG・納豆が劇的に変わる♪おもてなしにも使えるレシピです。

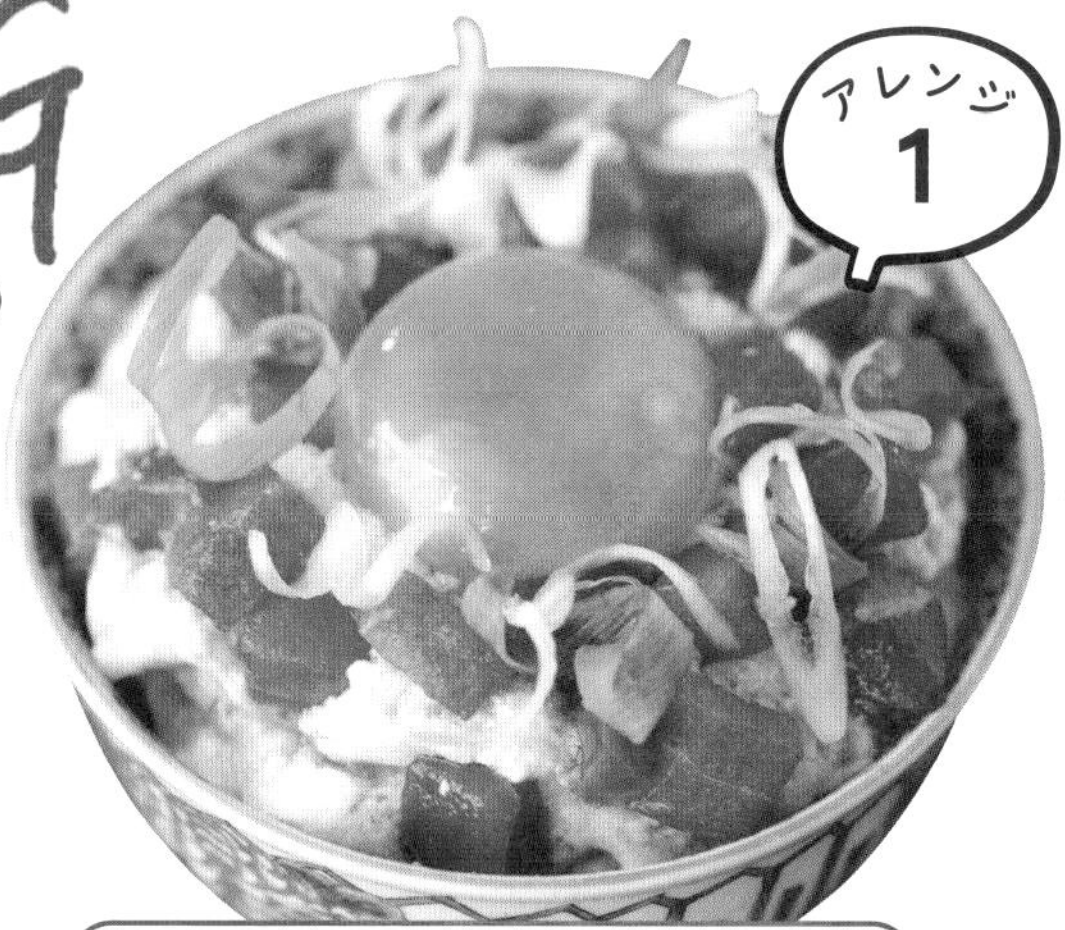

アレンジ1

マグロにんにくしょうゆ漬けTKG

［材料］（1人前）

- かつお節…3g
- マグロ（刺身用）…25g
- 卵…1個
- 長ねぎ（小口切り）…少々
- 玄米ごはん…1膳

A（作りやすい分量）

- しょうゆ…180g
- みりん…90g
- 刻みにんにく…100g

［作り方］

1 にんにくしょうゆ漬けを作る。Aの材料をすべて混ぜ合わせて一晩置いておく。

2 卵黄と卵白を分け、卵白をふわふわになるまで泡立て、かつお節を混ぜて玄米ごはんにのせる。

3 一口大に切ったマグロにニンニクしょうゆ漬け10gをからめて2の上にのせる。

4 卵黄をのせ、ねぎを飾る。

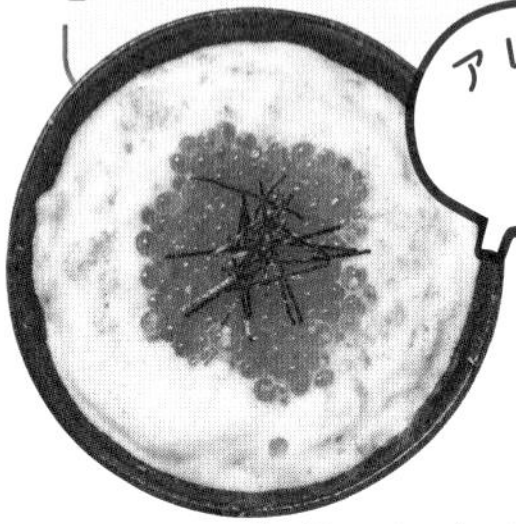

アレンジ2

ふわふわ濃厚いくらTKG

［材料］（1人前）
- いくらしょうゆ漬け…30g
- 卵…1個
- 刻みのり…少々
- 玄米ごはん…1膳

［作り方］

1 卵黄と卵白を分け、卵黄を玄米ごはんと混ぜておく。

2 卵白をふわふわになるまで泡立てて1の上にのせる。

3 いくらしょうゆ漬けとのりをトッピングする。

アレンジ3

ふわふわアボカドTKG

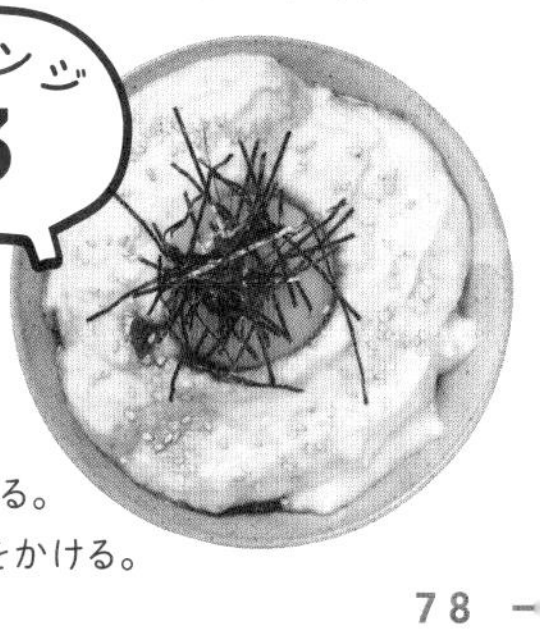

［材料］（1人前）

- アボカド…半分
- しょうゆ…2g
- 刻みのり…1g
- 卵…1個
- ごま油…3g
- いりごま…2g
- 玄米ごはん…1膳

［作り方］

1 卵黄と卵白を分け、卵白はふわふわになるまで泡立てる。

2 アボカドは種を取ってつぶし、ごま油を加え1と混ぜ合わせる。

3 2を玄米ごはんの上にのせ、卵黄、のり、いりごま、しょうゆをかける。

アレンジ 1

玉ねぎ糀納豆

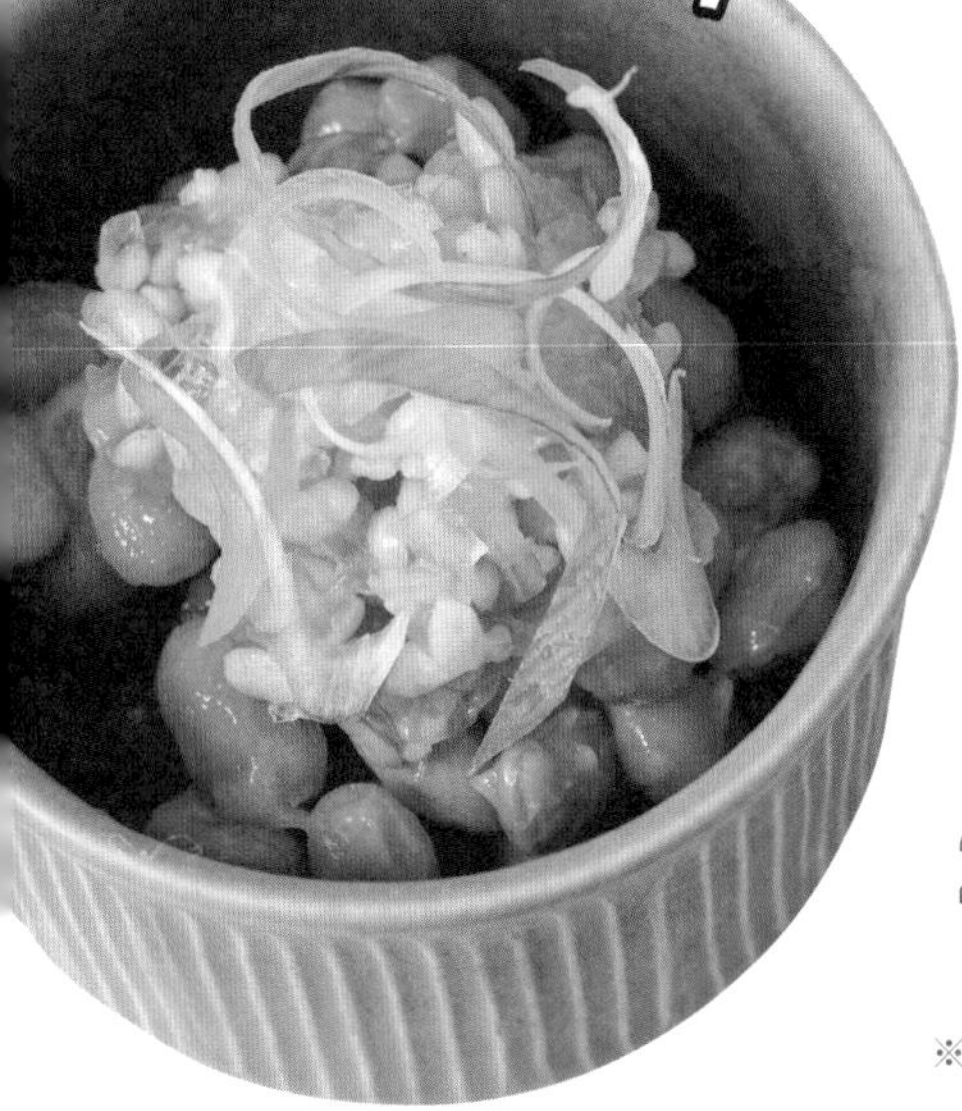

納豆

[材 料]（１人前）

- 玉ねぎ…200g
- 玄米塩糀…100g
- 納豆…1パック
- 長ねぎ（小口切り）…少々

[作 り 方] ※玉ねぎ糀は作りやすい分量

1 玉ねぎを粗みじん切りにし、玄米塩糀を混ぜて1日冷蔵庫においておく。

2 納豆に1の玉ねぎ糀を適量混ぜ、長ねぎをのせる。

※玄米塩糀の作り方…玄米糀500g、水800㎖、塩200gを混ぜ、常温の温度が一定の場所に5日ほどおいておく。毎日かき混ぜること。

アレンジ 2

パクチーごま油しらす納豆

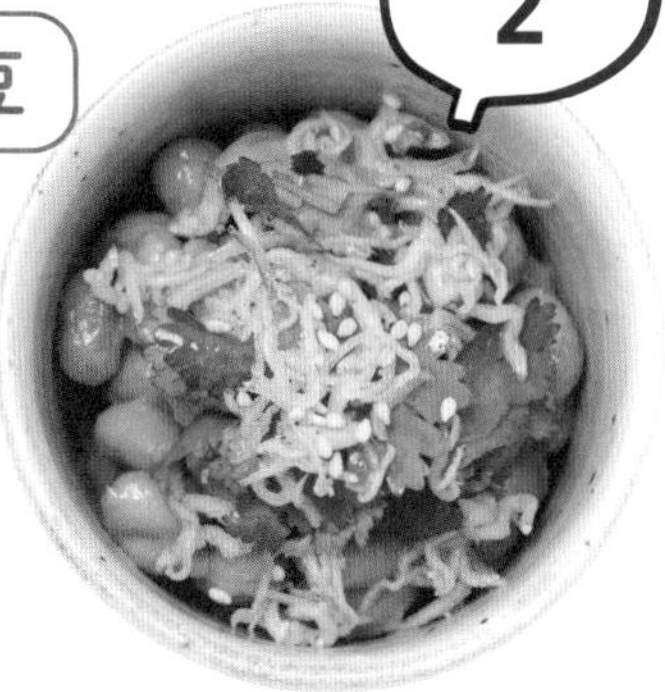

[材 料]（１人前）

- しらす…10g
- パクチー…2g
- ごま油…3g
- 納豆…1パック

[作 り 方]

納豆にしらす、パクチー、ごま油を入れて混ぜる。

アレンジ 3

きくらげラー油納豆

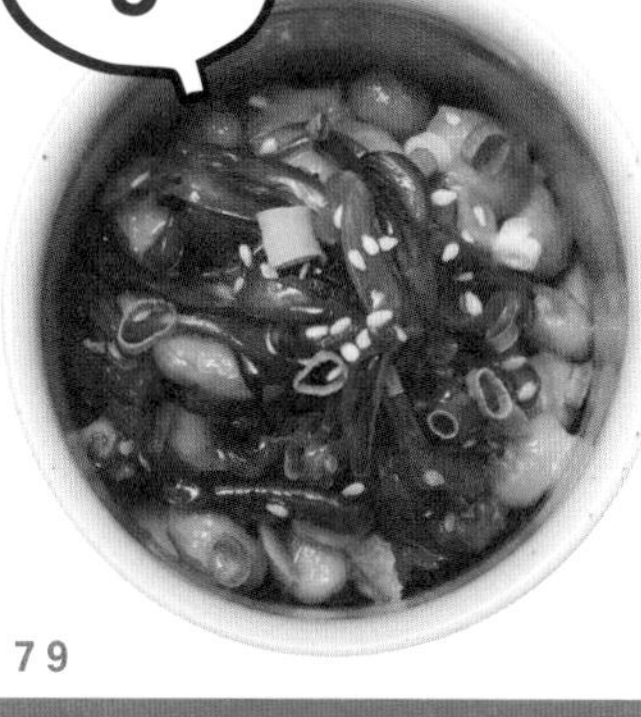

[材 料]（１人前）

- 乾燥きくらげ（水でもどす）…30g
- ラー油…3g
- 白ごま…1g
- 納豆…1パック
- 万能ねぎ（小口切り）…少々

[作 り 方]

きくらげを水でもどし、ラー油、白ごまとともに納豆に混ぜ、万能ねぎを散らす。

玄米ごはん・おかずの保存方法

玄米ごはん

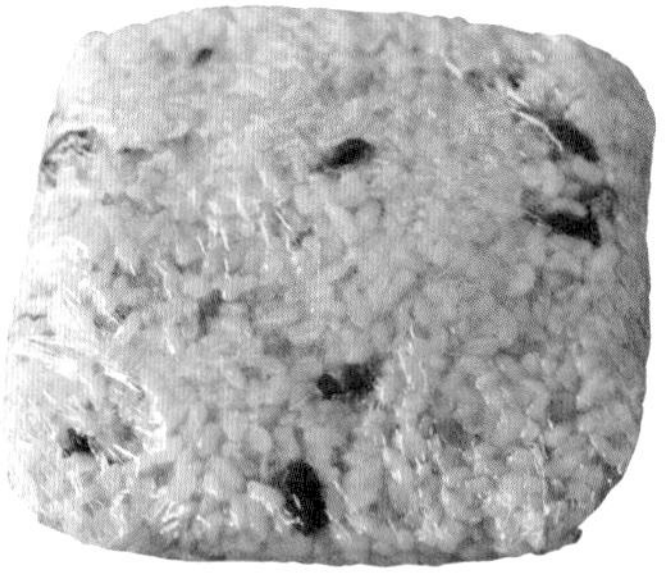

玄米ごはんは1食分ずつ冷凍保存が可能です。炊きたての玄米ごはんも寝かせた玄米ごはんも1食分ずつラップに包んで、あら熱がとれたら冷凍室へ。食べるときは電子レンジで加熱するか、蒸し器で蒸して温めて。

汁物

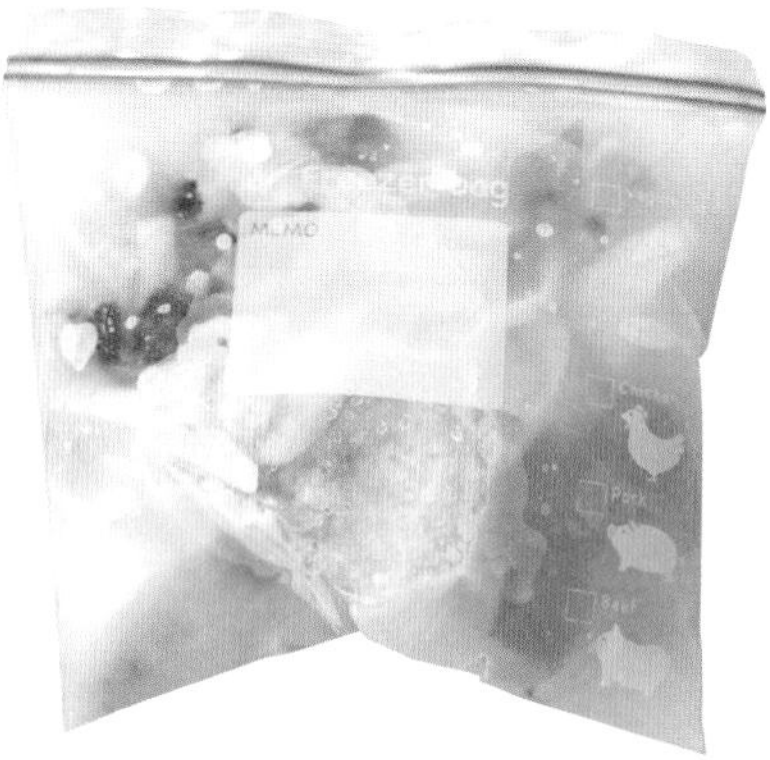

味付け前のちゃんこ汁のベースは多めに作っておいて、一部を冷凍保存しておくことも可能。あら熱がとれてから清潔な保存袋に入れ、できるだけ空気を抜いてから密封しましょう。冷凍で1カ月程度保存可能。使うときには鍋で温め直して調味します。また、冷凍保存に向かない具材もあるので注意しましょう。

ごはんのお供など

P76-77で冷凍保存可能マークがついているものは冷凍で約1カ月保存可能。できるだけ空気を抜いて密封するようにしましょう。1食分ずつ箸などで切り込みを入れておくと取り出しやすいです。温めるときは電子レンジで加熱を。

玄米ゆる断食

Q＆A

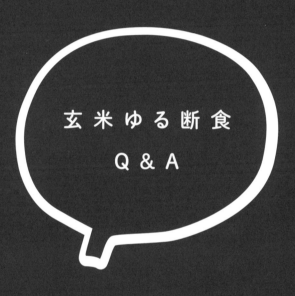

Q 発芽玄米でもいい？

A 発芽玄米でも問題ありません。発芽玄米とは玄米をわずかに発芽させたもので、普通の玄米に比べ栄養価が高いといわれています。ただし、市販されている発芽玄米は人工的に発芽させて乾燥させたものであり値段も割高になるため、とくにこだわりがなければ普通の玄米で十分でしょう。

Q 玄米って硬くないの？

A 玄米が「硬くて美味しくない」という場合は、炊き方の問題ですね。浸水時間や炊く時間、水の量をもう一度確認してみましょう。玄米はしっかり水を吸わせてから炊かないと、硬くてパサパサしてしまいます。最低1時間は浸水させ、それでも硬いようなら浸水時間を増やす（数時間〜半日）など、調整してみましょう。また、玄米を確実に美味しく炊くなら、やっぱり圧力鍋がおすすめ。圧力鍋は煮物なども時短でできるので重宝します。

炊飯器でも「玄米」モードがあれば、それなりにおいしく炊けるはずです。土鍋だとなかなか「やわらかくもっちり」とはいきませんが、これも好みの問題。なかには鍋炊き玄米の歯ごたえが好きという人もいるでしょう。
なにはともあれ「自分好みの玄米を炊く」ことが玄米ゆる断食成功への早道です。ぜひ自分好みの玄米を炊けるようになってください。

Q 寝かせると美味しくなるって本当？

A 白米は炊きたてが一番美味しく、炊飯器で保温しておくとだんだん味が落ちていきます。ところが玄米は、保温しておくと次第に味わいが変わっていき、もっちり感と旨味が増して、同じ玄米とは思えないほど、本当に美味しくなります。

寝かせるか、寝かせないかは好み次第。栄養価は変わりませんので、続けやすい方法で実践してください。

Q 小豆を入れるのはどうして？

A 小豆を一緒に炊くと、香ばしい風味や甘みが加わるのとタンパク質を追加できるのでおすすめです。あとは好みで他の雑穀でも。玄米だけで炊く場合（小豆の分量を玄米にする）も、同じ水加減、塩加減でいいでしょう。

Q 炊いた玄米を保温しておいて腐らない？

A

炊飯器を保温にしておくと温度が一定に保たれるので、夏場でも腐ることはありません。ただし、ジャーの中に雑菌が入れば別です。ふたを開けっ放しにしておいたり、清潔でないしゃもじを使ったりすると雑菌が侵入します。炊いてから5日以上経つと味も劣化してくるので3、4日で食べきるのが安心でしょう。

また、小山のように盛り上げた状態にしておくと、ごはんの表面が乾きにくいので美味しさが保たれます。

Q 炊いた玄米は冷凍できる？

A

冷凍しても美味しく食べられます。普通に炊き、1食分ずつをラップで包むか、加熱OKの保存容器に入れてあら熱がとれたら冷凍します。食べるときにレンチンするだけなので手軽です。

白米も炊いて食べたいから、玄米で炊飯器がふさがっているのは困る、という人にはいい方法ですね。

電磁波が心配で電子レンジを使いたくないという人は、蒸すか湯煎にするとよいでしょう。

Q 炊くときに雑穀を加えてもいい？

A

本書では小豆を入れて炊く方法を紹介していますが、ぜひ雑穀も活用してください。玄米に含まれていない栄養素をとることができます。ひえ、粟など原種に近い穀物も含まれるので、自然に備わっている生命力や活力を受け取れるという点でもおすすめです。

雑穀とひと口にいっても、赤米、黒米、粟、ひえ、大麦、ハトムギ、きび、キヌアなど、たくさんの種類があります。玄米と合わせてみて、自分好みの味を見つけるとよいでしょう。

Q 玄米に付いた農薬が心配です

A

たしかに、農薬が残る可能性はありますが、健康被害が出るほどの残留農薬があるものが現在の日本で流通するようなことはありません。お金に余裕のある方は無農薬や特別栽培の玄米を選ぶとなおよいでしょう。ただ、玄米を食べていれば、そのデトックス効果で、化学物質などの毒素を外に排出してくれるようになります。豊富な栄養素を摂取できるメリットも大きいので、農薬を気にして玄米を食べずに白米を食べるのと、どちらが健康かはおわかりですね。

Q

玄米がカラダに合わないときは？

A

玄米に変えると一時期、お腹の張りを感じることがありますが、これは食物繊維が増えたことによるもの。腸内環境が玄米に合わせていい状態に変わっていくので、すぐに落ち着きます。

しばらくしても下痢や便秘が続く場合は、胃腸に負担がかかっていると考えられます。やわらかく炊けていないか、よく噛んでいないことが原因かもしれません。ひと口につき最低30回、できれば100回ぐらい噛んでから飲み込んでください。

Q

玄米基本食で栄養は足りるの？

A

昔の人、具体的にいえば江戸時代の農村の人などは、玄米と豆や野菜や漬け物、よくても小魚や卵ぐらいしか日頃とることはできませんでしたが、男でも女でも米俵をひょいと抱えて運べるぐらいの強靭なカラダを持っていました。米はヒトの主要なエネルギー源である炭水化物です。

また本書で提案する穀物6：野菜3：肉1のバランスは、現代の栄養学で推奨されている炭水化物65%：脂質20%：タンパク質15%のバランスにも則っています。さらに副栄養素も豊富なので、安心してください。

Q 玄米を子どもや高齢者が食べるときは？

A

幼児のうちは白米から徐々に慣らしていくことをおすすめします。1歳になったぐらいで白米の重湯から始め、少しずつ固形を増やしていき、その後精米の度合いを下げていきます。幼稚園のうちは五分づきから三分づき、9歳ぐらいまでは三分づきから玄米（0分づき）、それ以降は100％玄米でもいいでしょう。お年寄りに関しても同じ考え方でかまいません。持病がある場合は医師に相談してみてください。体調をみながら徐々に慣らしていきましょう。あとはよく嚙むことです。

Q 貧血にならない？

A

植物の種子に含まれるフィチン酸には強力な排毒作用があります。玄米にもこれが存在し、ミネラルの中でもとくに鉄分を体外に排出してしまうことが知られています。しかしこれは生の状態で食べたときのこと。お米は火を通すので心配ありません。こうした毒を排出する働きが加熱によって適度に弱まることで、我々にとってはちょうどよいデトックス作用になります。農薬や添加物などの化学物質を体外に排出してくれるのです。

Q 習慣になった後はルールをゆるめてもOK？

A

本書で紹介している「玄米基本食」と「快楽食」による玄米ゆる断食は、それまでのライフスタイルをあまり変えることなく、健康の根っこをカラダにつくるための食事法。そもそもが、〝ゆるめる〟必要のあるほど厳しく縛り付けるものではありません。快楽食を増やしたらその分は玄米基本食を増やすというふうに、自分でコントロールしていきましょう。

続けていると自然と味覚が変わって、不自然なものや間食があまり欲しくなくなってくるから不思議です。

Q 朝食を抜くとフラフラします

A

長年3食を続けてきた人は、急に2食にするのがつらいかもしれません。その場合は、小さめの玄米おむすびを1個、季節の果物でつくった生ジュース、干しいもなど、ごく軽いものを朝にとるようにして、徐々に減らしてください。血糖値が影響しているので、徐々にカラダが慣れてきます。

空腹時には飲み物に気をつけましょう。液体でとる糖分がもっとも吸収されやすいからです。空腹のときに糖分の高いものを流し込むと、血糖値が急上昇した後に急降下。体調を崩すこともあります。

Q 続けるのにお金がかかりそうです

A

そんなことはありません。理屈からいえば、玄米というのは精米しない分、手間もなく白米より安いのです。お米屋さんやネット通販で買うとよいでしょう。また、1日を2食にした上、1食は玄米基本食にしてお金をかけないのですから、食費はむしろ減る計算になります。以下、具体的に1日の食費を試算してみましたので、参考に。そして浮いたお金はよい調味料や、本当に上質なプロのつくる外食にあてるといいですね。

一般の食生活

朝 300円＋昼 800円＋夜 1000円＝計2100円

1カ月続けると…》2100円×30日＝63000円

玄米ゆる断食

朝 0円＋昼 500円（手作り弁当）＋夜 1000円＝計1500円

1カ月続けると…》1500円×30日＝45000円

63000円－45000円＝18000円

浮いた18000円で

夕食を豪華にしたり、ちょっといい店に行ったり、調味料を良質なものに！

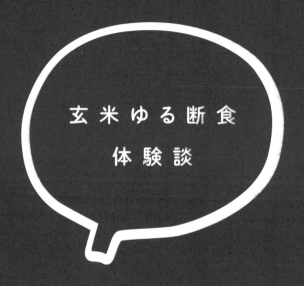

玄米ゆる断食
体験談

男女3名に玄米ゆる断食を
1、2週間実践してもらいました。
皆さんに共通するのは明らかな体調の好転。
ダイエット効果もバッチリ出たようです。

子どもがいても続けやすい!
我慢ナシでベスト体重に

体験談 1

40代女性会社員

47.5kg 》 45.0kg

1週間実践して、無理なく体重が1kg減りました。小さい子どもと一緒の食事時に自分だけ玄米を食べるのが難しかったため、2週間目は平日はルールを徹底し、休日は普段通りの食事をして、それでもさらに1.5kg減りました。

昼はお弁当箱に玄米と前日の夕飯の残りを詰めて会社に持っていきました。ちゃんと180gを量って盛ると見た目は少なく「足りるかな?」と不安でしたが、白米より食べ応えがあるので意外と満腹になります。夕飯は毎晩晩酌し、揚げ物も肉も白米も、何も気にせず自由に食べました。

2日目ぐらいから、便が変わりました。まず量が増え、毎日しっかり出るのでお腹がスッキリしてとにかく気持ちいい。そして5日目ぐらいからは明らかに下腹が凹んできて、顔まわりもスッキリしてくるのを実感しました。

一番驚いたのが、昼に玄米を食べると夕方お腹がすかないということです。今まで夕方になると、猛烈な空腹感、冷や汗など低血糖のような症状が出ていたのが、皆無に。家族が糖尿病で自分もその傾向があるので、予防のためにも玄米食を続けたいと思っています。

朝食を抜くと頭がクリアに！疲れにくいカラダに体質改善

体験談 2

40代男性経営者

73.2kg 》 71.8kg

朝ランをする習慣もあって、朝食を抜くことにかなりの抵抗感がありました。最初の2日は空腹でつらかったのですが、3日目頃から慣れて、今ではすっかり平気になりました。頭もスッキリ午前中から冴えている気がします。またコーヒーの1日1杯制限が難しく感じましたが、それも次第に慣れました。この2つ以外はとくにルールに難しさは感じませんでした。「夜が自由」というのも、続けやすさの大きなポイントだったと思います。

玄米は以前から週に1、2回程度、気が向いたら食べていたので抵抗はなく、美味しくいただきました。今回朝食を抜くとお昼に食べる玄米の味わいがより深く感じられるようになったのが新たな発見です。

以前から玄米を食べた日は睡眠の質や便通がよい実感はありましたが、今回の玄米ゆる断食で、あまり疲れなくなってきたのと、胃腸の調子がよくなり、結果として気持ちよく眠れて目覚めもよくなってきた感覚があります。

正直半信半疑だったので、わずか1週間で予想以上に体調が変わったので驚いています。

運動せずに体脂肪率減。これなら無理なく続けられる

40代男性会社員

体験談 3

72.0kg 》 70.6kg

1日1食は何を食べてもいいというので全然苦しくなく続けられました。私は玄米ごはんパックとレトルトカレーを会社に持っていってレンチンして食べていましたが、ランチを買いにいく手間が省け、時間もセーブできました。

玄米は健康食というイメージがあり、今まであまり食べたことがありませんでした。食べてみると、歯ごたえがありゆっくり噛むと味が出てきて美味しかったです。

3日目くらいからカラダが軽くなり、気分もそれに伴いとてもよくなりました。夜もよく寝られるようになり、いつも夜中に一度目を覚ましていたのが、朝までぐっすり眠ることができました。何より驚いたのは「おなら」が臭くなくなったこと（笑）。ある夜にお酒を飲む機会があったのですが、ビールの麦の味をしっかり感じられました。味覚はまちがいなく鋭くなるようです。体脂肪率も25%から23.6%に減りました。

朝昼の食事を変えるだけでこれだけ体調がよくなると、毎日続けない理由はないなーと。玄米ゆる断食は負担が少なく、無理なく続けられるので気に入りました。

column

2

「ゼロオフ」には要注意！

世の中にはトクホや健康効果をうたう商品があふれかえっています。「毎日飲めばコレステロールを抑える効果が期待される」「カロリーゼロなのでダイエット中でも安心」「健康を気にする方に嬉しい糖質オフ」など……。

しかし、こうした「ゼロオフ」をウリにする商品には注意が必要です。うたわれている有効成分はとれるでしょうが、実は砂糖やカロリーなどを抑えるために、様々な添加物を配合しているためです。商品をひっくり返して、食品表示を確認すればすぐわかります。

砂糖を加えずに甘味を感じさせる人工甘味料も、人体への影響は今のところ未知数。このようによくわからないものは、避けるに越したことはありません。

口にするものは、昔から食べられてきた天然自然のものが一番安全。とくに日頃口にする飲み物や毎日の料理に使う調味料は、できるだけ質のよい無添加のものを選んでください。

第4章

「七号食」10日間チャレンジ

11

玄米デトックス！「七号食《ななごうしょく》」10日間チャレンジ

本書で「玄米基本食」と「快楽食」の玄米ゆる断食を続けてみて、「もっとやってみたい」「もっとできそうだ」と感じた方はぜひ、「七号食」10日間チャレンジまで挑戦を広げてみてください。

「七号食」は、食べていいのは玄米ごはんのみ、飲み物も水かお茶のみ、というシンプルな食事のこと。これを10日間続けることで、カラダの状態が一気に改善され、多い人だと5～8キロ、普通の人でも2～3キロはやせます。しかも不健康にやせるのでなく、肌はツヤツヤになり、リバウンドをすることもありません。

さらに、この10日間では、**自分のカラダと「食べるという営み」に真正面から向き合うことになります**。本書でお伝えした「玄米ゆる断食」の内容もより深く理解できるようになり、「食べることの大切さ」に改めて気づくことと思います。

「七号食」10日間チャレンジ基本ルール

RULE 1
玄米ごはん（小豆や雑穀を混ぜてもよい）のみで10日間過ごす

RULE 2
ごま塩はOK

RULE 3
飲み物は水かほうじ茶、番茶、麦茶、玄米茶のみ
（カフェイン、カテキンが少ないお茶）

RULE 4
コーヒー、酒、ガム、アメなどもNG
玄米ごはんと飲み物以外は口にしない

RULE 5
玄米ごはんを食べる回数、量は自由
目安は日に600グラム

RULE 6
どうしても玄米が食べられない場合、
梅干しや玄米甘酒のみ口にしてよい

+αでやるといいこと

・ひと口最低でも30回噛む。理想はひと口100回
・1日40分以上歩く
・タバコはやめられるならやめてみる

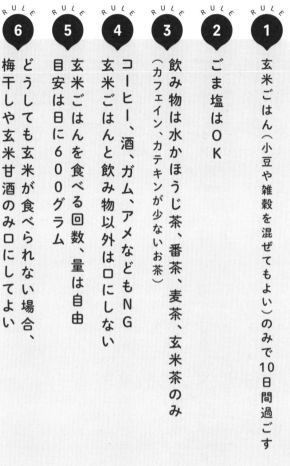

10日間チャレンジの効果

「七号食」の効果は様々ですが、ほとんどの人に共通するのがやせること。また便通がよくなる、腰痛・肩こりなど、どこかしらにあった不調が改善する、血圧・血糖値などの数値がよくなる、よく眠れるようになる、肌がすべすべになるなど、間違いなく、はじめる前よりカラダの状態がよくなります。

副栄養素が豊富な玄米をたくさん食べたから、というのもあるのですが、むしろ、**余計なものを食べないことによる効果が非常に大きいのです。**

それは「七号食」で、カラダにたまった老廃物がすべて外に出されるため。毎日快楽食を食べていると、内臓はその処理で手一杯になり、カラダには少しずつ老廃物がたまってしまいます。

部屋も掃除をさぼっていればゴミや汚れだらけになって生活しにくくなりますが、カラダも同様で、老廃物がたまると不具合が起きてくるのです。これが不調の原因。

「七号食」しか食べない10日間では、内臓も休むことができ、あちこちの不具合を修理する余裕が出てきます。細胞の生まれ変わりも促進されます。そのため、10日後にはカラダの様々な不調が一気に改善し、肌もピカピカになっているわけです。

また、「七号食」を続けると五感が鋭くなります。それまで感じられなかったにおいに気づいたり、頭も視界も、それまでに比べてビックリするぐらいスッキリします。もちろん味覚も敏感になります。10日間が終わって最初に食べる、具なしの味噌汁がしみじみと美味しく感じられます。

最後に、何よりも大きな効果は、「今までどれだけ多くの量や好きなものを食べ過ぎていたんだろう、玄米と少しのおかず（基本食）で十分、そしてたまに好きな快楽食が食べられるんだからストレスなくずっと続けられる！」と心底思えることです。**食の大切さや健康とのつながりに意識が向き、自然と一食一食を大切にする考え方に変わっていくことなのです。**

回復食で少しずつカラダを慣らしていく

七号食の10日間では、「あれが食べたい、これも食べたい」と、いろいろ思い浮かんでいることでしょう。終わったら思う存分好きなものを、とウキウキしてしまいますね。

でも、もう少し待ってください。いきなり普通の食事に戻ると胃腸がびっくりし、下痢や腹痛を起こしてしまうことがあります。**普通の食事に戻すまでに、数日かけてカラダを慣らしていくことが大切です。これを「回復食」といいます。**

回復食はカラダの負担を減らすと同時に、リバウンドを防ぐのにも役立ちます。

お酒を呑み始めるタイミングをどうするかですが、お酒に対する感覚は人それぞれなので、自分のカラダと相談しながら行うことが大切。12日目ぐらいから、少しずつ試していってください。

［ 回復食の例 ］

11日目	12日目	13日目	14日目
玄米ごはんと具なし味噌汁	玄米ごはんと具だくさんの野菜の味噌汁	玄米ごはんと具だくさんの野菜の味噌汁＋野菜のおかず1品程度	玄米ごはんと具だくさんの味噌汁＋おかず1品程度
具のない味噌汁でも、至福を感じるおいしさです。	動物性の食材はまだ避けて、季節の野菜のみでつくった味噌汁を。野菜から出る自然な旨味、甘みをしみじみと味わいましょう。	野菜のおかずを1品増やしただけでも、ごちそうに感じます。	味噌汁かおかずに、全体の1割程度の魚介を入れてもOK。

《 15日目からは、様子をみながら普通の食事に戻していきましょう。

「瞑《めん》眩《げん》反応」が出ても焦らないで

「七号食」10日間チャレンジを行うと、人によってはだるさや眠気、頭痛、便秘など、一時的に体調が悪くなったように感じることがあります。**これは「瞑眩反応」といって、カラダの毒が排出され、体質が変わる過程で起こる好転反応です。**

七号食を続けていると滞っていた血液が流れ出し、体内のデトックスも進みます。たまっていた老廃物を出そうとするので、肌に湿疹ができたり、体臭や下痢などとなって表れることもあります。

ふだんから甘いものを食べ過ぎている人は、血糖値の上昇がいつもよりゆっくりなので、フラフラしたり、イライラを感じたりするかもしれません。

こうした症状がひどい場合は、アメや果汁100%のジュースなどで糖分補給してかまいません。

「瞑眩反応」はカラダがよくなる前に起こる反応で、数日で徐々になくなっていきます。ただ、不健康な人ほど反応が強く出ることが多いので、どうしてもつらくなった場合は無理をせず中止し、徐々に普通の食事に戻して様子をみてください。中断したとしても、また日を変えてやればいいだけです。「自分には無理なんだ」とがっかりする必要はありません。第一歩を踏み出したことに価値があります。

症状 1	症状 2	症状 3
だるい、眠い、無気力、腰痛など ふだん痛いところの痛みが増す、便が臭い、湿疹が出る、体臭がキツくなる	頭痛、イライラする、フラフラする、冷え	便秘、肌の乾燥、肌が土気色になる
血流がよくなり、毒を排出しようとする作用が高まっている	糖質を過剰にとっていた人が急に減らしたことによる反応。続く場合はアメなどで少しだけ糖分補給を。	ライフスタイルを急に変えたことで心身が緊張するために起こる反応。お風呂に入る、軽い有酸素運動をするなどで自律神経のバランスをとるとよい。

column

3

迷ったときの判断方法

世の中には健康や美容に関するありとあらゆる情報が氾濫しています。正反対のことが同時に言われることもしばしばで、人々がどれを信じてよいかわからない、健康迷子になっているのは当然といえるでしょう。

今自分が見ている情報が正しいのか、あるいは間違っているのかの判断基準となるのが、次の2つです。

1、自然の摂理に合っているか

2、昔の人はどうしていたか

人間は今のカラダのシステムを、類人猿の時代から何万年という長い時間をかけて獲得してきました。自然の摂理に沿ったもののほうがなじみやすく、合理的にできています。

また日本人の場合、現在増えている生活習慣病は戦後の食事や生活スタイルの激変が原因。それ以前に日本人はどのようなものを食べていたのか。それが健康への1つの重要なキーワードといえます。

このような考え方を軸に、自分自身で健康を守るための正しい情報を見極めていきましょう。

医師も推薦！
玄米ゆる断食

玄米ゆる断食は健康を叶えるための究極の食事メソッド！

UCLA医学部　助教授、医師　津川友介

本書で紹介している玄米ゆる断食の方法は、理にかなった健康法だと医師である私も考えます。

まず、食事を1回抜くなどのプチ断食は、以前は健康に悪いのではないかといわれていました。しかし最近の研究では、実は反対であることがわかってきています。現代の食生活ではカロリー過多になりがちなため、食事を1食抜くことで、1日の総摂取カロリーが適切な水準になることが指摘されているのです。

また白米でなく玄米を食べることも素晴らしい選択です。

日本では低炭水化物ダイエットが流行っています。この方法は短期的には体重が減りますが、実は健康という観点からいえば、あまりよい食事法ではないと考えられています。

なぜなら炭水化物の摂取量を極端に減らすと死亡率が高くなることが、複数の研究結果で報告されているからです。また、炭水化物を減らした代わりに、豚や牛などの肉を多くとると、大腸がんや動脈硬化のリスクを引き上げる結果になります。

炭水化物には健康に悪いものとよいものの2種類がある

低炭水化物ダイエットでは悪者にされてしまっている炭水化物ですが、実は、すべての炭水化物が太る原因になるわけではありません。

白米や麺類、パンなどのように、精製された穀物からできている「白い炭水化物」は確かに健康に悪く、太る原因になります。例えば白米は、摂取量が1杯増えると、糖尿病になるリスクが11%高まることが明らかになっています。

一方、玄米や十割蕎麦のような「茶色い炭水化物」は、むしろ健康によい効果があり、積極的に食べることが推奨されます。日本人に不足しがちな不溶性の食物繊維を多く摂取でき、その結果として血糖値が改善したり、大腸がんのリスクが下がる可能性があることが科学的にもわかってきています。

自分でもそのことを短期的に実感できるのが、ダイエット効果や便通改善効果です。低炭水化物ダイエットのように短期間で劇的に減るものではなく、もっとゆるやかに体重が減少し、それが長期間維持されるようなパターンが多いでしょう。2週間だけやせられれば、そのあとリバウンドしてもいい、という人はいないと思います。また、将来病気になりたいという人もいないでしょう。

食事は短距離走ではなく、マラソンのような長期的な生活習慣です。そのことからも、1日1食は自分の好きなものを食べるという食事法は、長続きさせるという意味で現実的、かつ有効な方法だと思います。

玄米は世界的にポピュラーな食べ物

実は「茶色い炭水化物」の健康効果は、世界的によく知られてきています。とくに私が在住しているアメリカでは国の食事のガイドラインで茶色い炭水化物の摂取が推奨されていますし、都市部では高級なレストランでなくても、白米か玄米かを選ぶことができます。

日本には健康意識の高い人は多いのですが、そういった選択肢が少ないのは不思議なことです。理由として考えられるのが、間違った健康情報があふれていて、何が正しいかわかりにくくなっていること。また、自分が何を食べるかということを、流行やイメージで決めてしまう人が多いことです。しかし、これは間違った判断基準です。

食事は私たちが毎日行っている小さな「意思決定」です。1回の食事で病気になったり、体重が大幅に変化することはありませんが、積もり積もって長期的には様々な影響を与えます。

食事については世界中で数多くの研究が行われており、何がよいか、何が悪いかということがかなりわかってきています。

自分の健康を守るのは自分自身です。ぜひそうした正しい情報に基づいて、日々の意思決定をしていただきたいと思います。

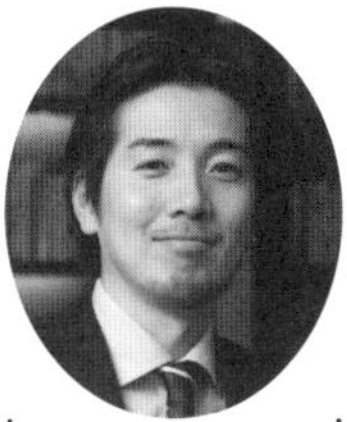

津川友介《つがわゆうすけ》

カリフォルニア大学ロサンゼルス校（UCLA）医学部 助教授、医師。ハーバード大学博士課程修了（Ph.D.）。聖路加国際病院、世界銀行、ハーバード大学での勤務を経て、2017年より現職。著書に10万部突破のベストセラーの『世界一シンプルで科学的に証明された究極の食事』（東洋経済新報社）などがある。

おわりに

「玄米ゆる断食」を実践してみて、いかがだったでしょうか？

すでに数週間続けたなら、食べ物や健康に関する価値観、考え方が変わっているいることでしょう。

3食食べたほうがよい、米は太る、カロリーは控えるべき、甘い飲み物を飲まないなんて無理、玄米を食べただけでそんなに変わるはずない……。

何十年もの間に培われた常識や考え方を変えるのはなかなか大変ですが、それを一旦取っ払って行動へ移したあなたには、いろいろなよい気づきがあるでしょう。

あんなにカラダや頭や肩が重かったのは？　肌のニキビや吹き出物、乾燥はなんだったんだろう。寝つきも寝起きもこんなによくなるなんて……、などなど。

そうなってきたらしめたものです。

行動が変わると、あなたの今の状態がどんどん改善していきます。

自分が食べたものでのみカラダがつくられ、今の体重、体型、肌の調子、健康状態になっているんだと自覚し、様々なカラダの声を聞けるようになります。多少体調が悪くなっても、自分でその原因が分かり、すぐに病院や薬に頼るのではなく、自分で生活内容を見直して治せるようになります。〝健康的自由を手に入れる〟ことができるのです。

そして、自分が何を食べるかで健康が決まるように、私たちがどんな食材、調味料や食品を選ぶかによって、伝統的な味噌屋、醤油屋、酒蔵、農家さんの存続が左右されます。食べるその先にまで思いを馳せ、できるだけ国産、無添加、伝統製法の選択をし、自分の健康にとどまらず世の中をよくしていけたなら、さらにハッピーですよね。持続可能な社会の実現は、私たちの一食一食にかかっています。

まずは主食を玄米に変えてみる。その一歩を踏み出すことがとにかく重要なのです。絶対無理だと思っていたことが、1週間もすれば慣れてしまって、30年、40年続けてきた習慣が変わるなんてことが意外とたくさん起きるのです。

人の常識、思い込みなんてそんなものです。

気軽にゆるっとはじめてみましょう。

人は変われる！　世の中変えられる！

2021年1月　荻野芳隆

荻野芳隆

株式会社 結わえる 代表取締役CEO
食養研究家
大手コンサルティングファームにて、ヘルスケア領域、特にライフスタイルの激変を起因とする生活習慣病や伝統産業の衰退に問題意識を抱き、予防分野のコンサルティングを専門に行いながら、自身も栄養学、東洋医学、食事療法、心理学の研究を重ねる。2009年「世界の主食を茶色くし持続可能な世の中を創るホールグレインカンパニー」株式会社結わえるを創業。栄養価は高いが食味の悪い“玄米”に着目し、もっちもちで誰もが驚く美味しさを実現した特許技術「寝かせ玄米®」を開発。「正しいことではなく、できることを伝えることが正しい」「健康は80点で十分」を信念に、誰もができるライフスタイルを広めるべくDto事業【飲食·物販事業、EC、自社工場製造の玄米ごはんパック】、卸し·OEMを展開する。無類の酒好き旨いもの好き。著書に『メリハリ寝かせ玄米生活』(学研プラス)『好きなものを食っても呑んでも一生太らず健康でいられる寝かせ玄米生活』(マイナビ出版)などがある。

レシピ協力　前田敏幸、田口明香

ブックデザイン	岩永香穂(MOAI)
写真	宮濱祐美子
イラスト	髙栁浩太郎
DTP	宇田川由美子
執筆協力	圓岡志麻
編集	野秋真紀子、加藤朱里(有限会社ヴュー企画)
	茶木奈津子(PHPエディターズ・グループ)

玄米ゆる断食
好きなものを我慢しない持続可能な健康ダイエット

2021年3月2日　第1版第1刷発行

著者	荻野芳隆
発行者	岡修平
発行所	株式会社PHPエディターズ・グループ
	〒135-0061 江東区豊洲5-6-52
	03-6204-2931
	http://www.peg.co.jp/
発売元	株式会社PHP研究所
東京本部	〒135-8137 江東区豊洲5-6-52
普及部	03-3520-9630
京都本部	〒601-8411 京都市南区西九条北ノ内町11
PHP INTERFACE	https://www.php.co.jp/
印刷・製本所	図書印刷株式会社

ISBN978-4-569-84862-4